理学療法士が教える

伸びるだけ！シニアヨガ

●ヨガインストラクター
●理学療法士
藤田日菜子［著］

創元社

はじめに

「目の前の患者さんたちは、病気を防ぐ方法はなかったのだろうか？」

理学療法士として長年病院でさまざまな患者さんと関わってきたなかで、病院で患者さんを待っているのではなく、病院に来ないで済むように予防する方が重要だと感じはじめ、私は医療を出ました。

今は、心身に関する講座や運動指導、医学的知識をもつ運動指導者の養成などを通して、障害の有無にかかわらず幅広い世代の健康サポートに関わっています。最近は、個人の健康のみならず、孤立や虐待などさまざまな社会問題に対して「コミュニティデザイン」の視点から環境を考えるため、業種を超えた仲間たちと千葉で「まちづくり」の活動もしています。

そんななか、病院内外でさまざまなシニア世代の方と関わって感じるのは、漠然とした健康のための健康づくりではなく、「いつまでも友達と旅行に行きたい」「孫と一日でも長く遊びたい」など、健康でいたい明確な目的が何より大切だということです。そうして自分の人生を主体的に生きている方は、たとえ病気になったとしても、リハビリの取り組み方や回復度合いも変わってくると感じています。

私たちは、「病気にならないため」ではなく、「幸せになるため」に生きています。病気や障害があっても幸せな人はいる。反対に体は元気でも不幸せだと感じる人もいる。健康はあくまで状態であり、幸せは捉え方なのです。どんな状態であれ、自分を自分で満たす力が本当の「ゆたかさ」でしょう。

その手助けをしてくれるのがヨガです。ヨガは、一定の流れに沿って実践することで、自然と自分で心と体の健康を引きだすことができる健康法です。アーサナで体を伸ばすことは、心もやわらかくします。呼吸法で身体中の空気を入れ替えることは、心を耕します。瞑想で自分に集中することは、心をゆたかにします。自分が快適かどうかという「心の声」を尊重して、体を動かし呼吸を感じるだけで、何に頼ることもなく、自分の心身の安定は自分で作ることができるのです。そして、ヨガと言うと「体が硬いとできない」「若い人のもの」など思われるかもしれませんが、実はシニア世代にこそおすすめなのです。

本書は、そんなヨガの叡智《えいち》の一部を紹介しながら、シニアの心身の特徴を踏まえたうえでシニア世代がヨガを実践しやすいようにアレンジしてお伝えします。ふだん運動していなくても、体が硬くても、はじめてでも大丈夫。「人生百年時代を自分らしく生き抜きたい」と願う方なら、どんな方でも実践できる内容です。

もくじ

1章

「伸びる」は元気の第一歩

姿勢は背骨から崩れだす

下の二枚の写真を見てください。背中が伸びた姿勢と丸まった姿勢とで、同じ人でも姿勢によって印象が大きく変わりますね。みなさんはどちらの姿勢に近いでしょうか？

ふだんあまり意識することのない姿勢ですが、買いもの中に鏡に映った姿や、自分が写った写真を見て「**思ったより猫背だな**」「**前からこんなにO《オー》脚だったっけ？**」など、自分が思っていた姿勢や体型とのギャップを感じた経験はないでしょうか？

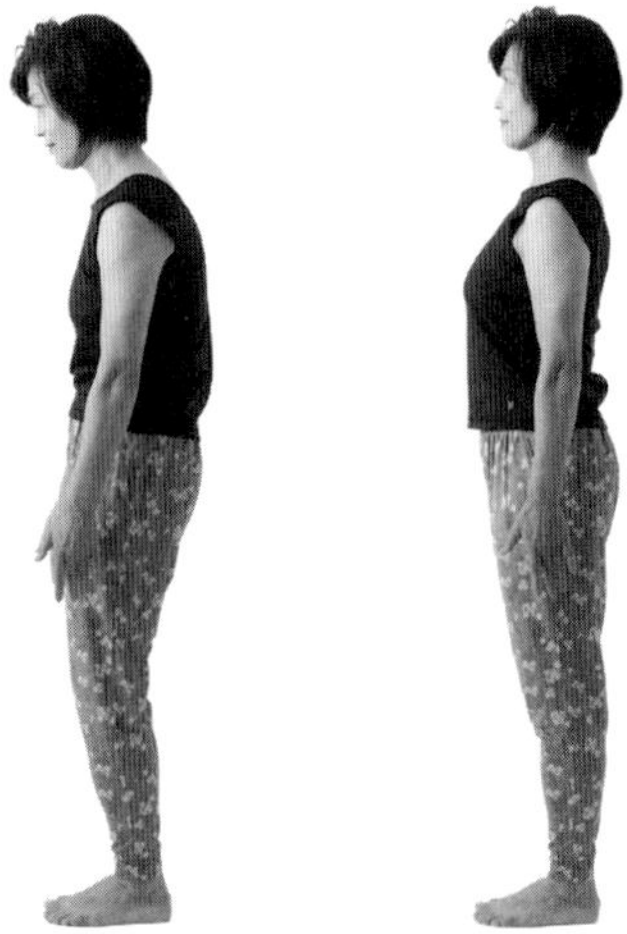

体や生活環境、運動量などは人によって違うため一概には言えませんが、多くの方が歳とともに背中が丸まり、ひざが曲がる傾向があります。**背骨が丸まるから**、ひざ

が曲がってしまうのです。その結果、肩こり・腰痛・ひざ痛や体型の崩れが起こります。

また、欧米人に比べて腰のカーブが小さい日本人特有の骨格も、猫背やO脚になりやすい要因と言えるでしょう。

丸まりやすい背骨

なぜ姿勢は背骨から崩れるのでしょうか？　答えは簡単、人が**立っている**からです。現在、地球には約六千種類の哺乳類がいます。そのほとんどが四足動物ですが、人間だけが二本の足で立っているのです。動物たちからしたら、人間が一番奇妙な生きものかもしれません。

四足動物は、背骨が天井の梁《はり》の役目を果たし、背骨に胸郭《きょうかく》や内臓の重さが「**ぶら下がる**」作りになっています。それに対し、人間は**体を起こした**ことで、背骨が柱になりました。背骨は字の通り背中側の骨なので、横から見ると体の後方についています。

頭や胸郭は背骨に対して前方に位置するため、その重さで**自然と前に丸まりやすい作り**なのです。

座りすぎる現代人

さらに、私たちの生活習慣が追いうちをかけています。日本人は一日で平均七時間座っており、これは世界二十カ国で一位だそうです。そして多くの人が、座っているときにスマホやテレビ、本や手作業中の手もとなど「近くのもの」を見ています。この**座って近くを見る姿勢**が、一番背骨が丸まりやすい姿勢なのです（背骨についている頭や胸郭《きょうかく》が、前に転がるイメージ）。

このように、座りすぎている日本人の生活習慣も、無意識に背骨の曲がるスピードを加速させているのです。

ちなみに、イスに座っているときに坐骨《ざこつ》（お尻の下にある骨）の下にタオルやクッションなどを入れると、自然と腰が起きあがります。座りすぎているかもと感じる人は、試して姿勢を見直してみましょう。

歩くための体

突然ですが、人間がほかの動物と比べて一番になれる能力を知っていますか？　それは「**持久力**」です。

足の速さではチーターに負けます。泳ぎでは魚に負けます。鳥のように飛ぶこともできません。しかし、休まずにフルマラソンを完走できるのは人間だけなのです。

持久力がついた理由は、体毛をなくしたことで、体内にこもった熱を下げることができるようになったことに加え、**骨格の進化**にあります。

ほかの動物と比較して**人間にしかない特徴**が、私たちがいつまでも元気でいるための重要なポイントになります。人間と四足動物の骨格の違いを見てみましょう。

一番大きな違いは、人間は**二本の足で立っている**こと、四足動物の背骨が丸まっているのに対して、人間の背骨は波のような形をしている点です。アルファベットのＳに見えることから、**Ｓ字カーブ**と言います。

そして、人間は横から見ると頭から足までが一直線になっています。体を起こして、足がまっすぐに伸びたことで重力の影響が最小限となり、楽に立てるようになりました。そのおかげで、寝ているときと比べて、たった七％のエネルギー消費で立つことができると言われています。

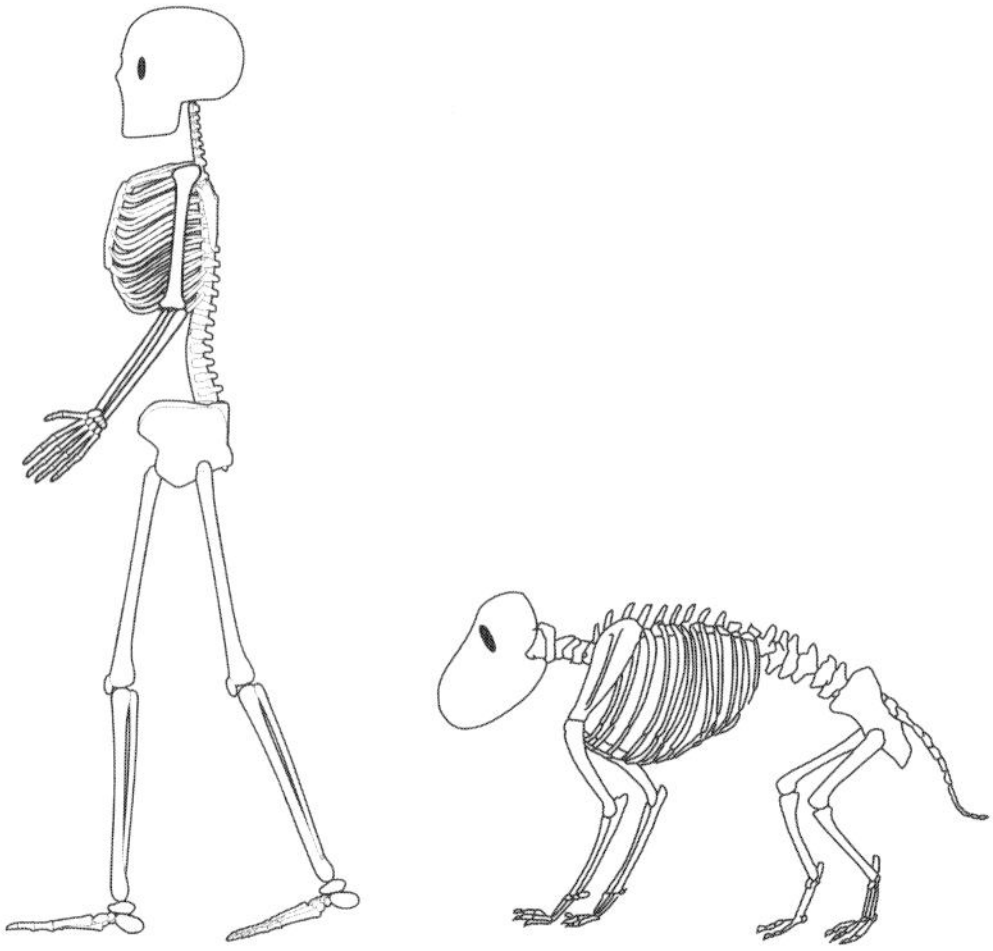

また、地面に対して背骨を垂直に起こしたことで、歩行の際に腕を振って背骨をねじる動きや、股関節《こかんせつ》を伸ばして地面をける力が生まれ、より無駄なく前方への推進力をもって歩行できるようになったのです。

そのほかにも胸郭《きょうかく》や骨盤《こつばん》の形、かかとの大きさにいたるまで、チンパンジーをはじめとしたほかの動物との違いは、どれも人間が重力に対して**効率的に歩くために進化してきた**結果なのです。

歩かなければ歩けなくなる

私たちはなぜ直立二足歩行になったのでしょう。それはさまざまな説があり、完全には解明されていません。

しかし、人間がほかの動物と比べて「長距離移動すること」にたけていることは事実であり、人間の体はまさに「**歩くためにできた体**」なのです。

問題は、歩くために何万年とかけて進化してきた体なのに、現代になって「**歩かなくなった**」ということです。それは何を意味するのでしょう？　ほかの動物を例に考えてみましょう。

魚は泳ぐこと、鳥は飛ぶことに特化した体です。魚が泳がなくなったら、鳥が飛ばなくなったら……。野生において、それは「死」を意味します。自分で移動できないということは、ほかの動物に捕食され、食べものがとれず飢え死にする確率が格段にあがるからです。その点、私たち人間はほかの動物に捕食される心配はほとんどなく、歩いて移動しなくても車で買いに行くことができます。さらにはワンクリックで玄関まで食べものが届く暮らしも当たり前になりました。

泳がなければ泳げなくなり、飛ばなければ飛べなくなり、歩かなければ歩けなくなる。それはどの動物も同じです。一方、私たち人間は歩かなくなったとしても直接死ぬことはありません。しかし、歩行に特化した体なのに歩かないということは、体の機能が低下することは間違いないでしょう。

「上に伸びる力」は低下しやすい

特に低下しやすい機能と言えるのが、頭を持ちあげて**上に伸びる力**なのです。人間にしかない特徴である「**背骨をねじれること**」と「**ひざと股関節《こかんせつ》をまっすぐに伸ばせること**」も、体が上に伸びることではじめて発揮できる機能なのです。

「**上に伸びる力をどれだけ保てるか**」。これは性別や世代にかかわらず共通することですが、特にシニア世代にとっては、いつまでも元気な心と体でいるためのポイントとなります。

「伸びる」が心と体の健康スイッチ

「上に伸びる」と言わても、何がどう伸びるのか？　イメージがわかない方も多いのではないでしょうか。

一番わかりやすいイメージは、「**遠くを見る**」ときの動きです。遠くのものを見るために、首を伸ばして視線をあげて背伸びをする。そんなときに、私たちは無意識に上に伸びているのです。

人間は体を起こして「上に伸びる」ことで進化してきました。赤ちゃんも、上の世界への興味から頭を高く持ちあげるために立って歩くようになります。

ところが、大人になり座る時間が増えて、遠くを見て体を起こす機会が減ると、最初の写真（P8）のような丸まった姿勢に「退化」してしまうのです。

頭が体の頂点にある人間にとって、**姿勢を決めるポイントは頭**です。たとえば、あやつり人形は頭についたひもを上からひっぱることでまっすぐ立つことができます。逆に、上からひっぱるのを止めれば、グシャっとつぶれてしまいますね。

私たちも同じように、頭を引きあげることで、そこからつながる背骨も伸びるようにできているのです。自然な姿勢（いわゆるよい姿勢）とは、背中をそらせるのではなく、上に伸びるということです。

また、「肩を落とす」「腹を据える」「浮き足立つ」など、体を使って感情を表現する言葉を「からだことば」と言います。日本語には特に多いとされており、実際に肩を落とすと気持ちが落ちこんだり、お腹にどっしりとした重心を感じると覚悟が決まったり、体と心のつながりを感じる場面は日常のなかにも多いものです。

胸を開けば明るい気持ちになり、背中を丸めれば暗い気持ちになる。そんなとき実際にホルモンの変化も起こっているということが、ボディーランゲージの研究ではわかっています。体が先で心が後、**動きや姿勢が心を作る**ということですね。伸びた姿勢でいると、自然と**気持ちも伸び伸びする**感覚は、ぜひ実際に感じていただきたいです。

ヨガで「健康スイッチ」を押そう

元気な体と心を維持するためには、まず「**伸びる**」が健康スイッチになります。そのためにオススメなのが、**しなやかな背骨や深い呼吸を引きだすヨガ**です。リハビリでは運動療法や自主トレとしても、よくヨガのポーズを取り入れた動きを使っていました。

本書後半では、シニア世代が特に硬くなりやすい首や胸、股関節《こかんせつ》などを動かしながら、「上に伸びる力」をやしなう動きやヨガのポーズを中心に紹介しています。

人として本来の動きである「伸びる」を感じることは、ふだんから自分がどれだけつぶれた姿勢になっているか「気づく」ことでもあります。ふだんの暮らしで体を伸ばしていないことに気づいたり、伸びるとスッキリする感覚を思いだしたり。まだまだ体は**伸びしろ**だらけですよ。

アクティブシニアにおすすめのヨガ

市川和男（江戸川区ヨガ協会会長、医師）

新型コロナウイルス感染症の大流行を経て、マスク、手洗いが日常生活の一環となったなか、感染力が強力なオミクロン株も猛威を振るい、さらにインフルエンザの大流行も同時進行して、多くの方がさらなる忍耐の生活を強いられました。

当初から、感染対策でステイ・ホームが叫ばれ、一日中家にこもられる方が多く、全身の筋力低下が懸念される方も少なくありませんでした。また、ディスタンシングもうたわれ、身体的な距離以上に精神的なつながりまでが希薄になっていました。

さらに、社会的な孤立があると、いくら運動習慣があっても健康に不利益をもたらしてしまうという研究結果もあります。

そんななか、ヨガは「つながり」を意味し、心と体、そして魂がつながり、呼吸、姿勢、瞑想を組合せて、心身の緊張をほぐし、心の安定とやすらぎを得ることを目指します。

医学的効果には、肺活量の増大、筋力向上維持と体重減少、肥満解消、ストレスに対する抵抗力の増加、脂肪コレステロールと血糖値の低下、慢性的腰痛、ひざ関節痛の改善などがあります。また、ヨガはご高齢の方も参加しやすく、認知症や、不活発で筋力が低下した状態であるフレイルを予防する効果もあります。

今後すすんでいく少子高齢化社会のなか、現行の平均寿命と健康寿命の差が、二〇二〇年で男性では約九年、女性では約十二年であるという現状を踏まえ、いかに体が不自由な期間を短くしていくかという、健康寿命の延伸のための早急な対応が必要です。

この健康寿命の延伸のために、国は、次世代を含めたすべての人のすこやかな生活習慣形成、疾病予防・重症化予防、介護予防、フレイル対策、認知症予防をあげており、まさにここにヨガの果たす役割があります。

こういうときこそ、お住まいの地域で開催されているヨガのイベントなどを通じて、多くの方に、ヨガの心身ともに与える効用へのご理解を広めていただき、地域の方とのきずなを深めながら、ヨガを楽しんでいただければと思います。

2章

人生百年時代に必要なこと

第一章では、あまり知られていない人間の体の作りと、「伸びる」ことの大切さをお伝えしました。第二章では、少し視点を広げ、**現代社会の中での**「**シニアの健康**」について考えていきたいと思います。

高齢化と健康寿命

世界有数の長寿国である日本。近年は、この平均寿命より「**健康寿命**」が重要視されています。健康寿命とは、病気などの健康上の問題がなく、元気に生活できる期間のことです。

下のグラフを見ると、平均寿命と健康寿命の差が約十年もあります。これからはこの差をいかに縮めるか、いかに「元気で長生きするか」が私たちの課題です。理想は「ピンピンころり」ですね。

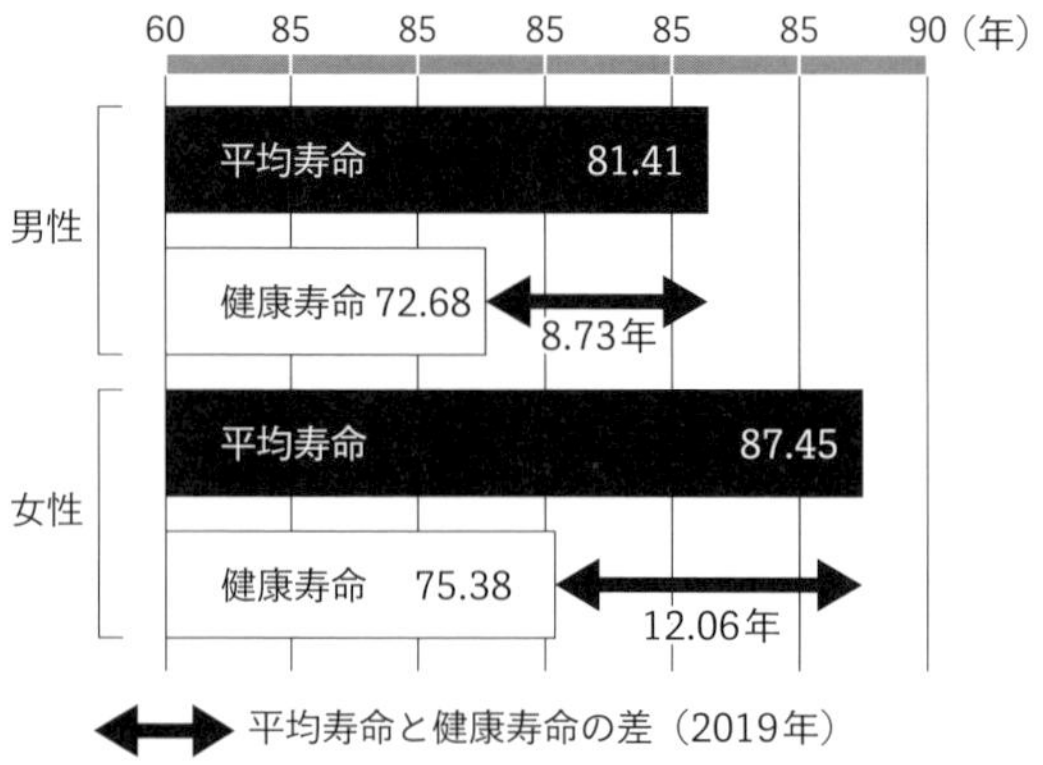

ところで、**「シニア」とは何歳からでしょう？**

厚生労働省による「高齢者」の定義は六十五歳以上ですが、私のまわりでは「七十五歳くらい」と答える方が多いです。実際に、健康寿命は七十五歳前後であり、日本人は七十歳以降に人生の半分の医療費を使うそうです。

二〇二五年には「団塊の世代」八百万人が一気に後期高齢者となり、四人に一人が七十五歳以上になります。認知症の急激な増加や、高齢者世帯の七割が一人暮らしか高齢夫婦となることが予想されています。

健康寿命とアクティブシニア

一方で、それと同時に**アクティブシニア**（生活が自立していて、趣味や仕事に意欲的な元気なシニア）の割合も増加し、二〇三〇年には**高齢者全体の八十%**を占めると予想されています。

二〇一七年の日本老年学会の調査では、現在の七十五歳は十年前の七十五歳より**十歳は若返っている**と発表しており、高齢者の定義を七十五歳に引きあげようという意見もあります。
超高齢社会となり、社会に占めるシニアの割合は増えますが、このように元気なシニアの割合も増えていることを忘れてはいけません。人生百年時代、子育てや仕事から解放されて、いわゆる「第二の人生」をどうゆたかなものにしていくか、これからは**主体的な人生設計**がより一層大切になります。

そんななか、二十一世紀の高齢者は保護されるべき弱い存在ではなく、自らの経験やスキルを発揮しながら社会と積極的に関わっていく必要があるという考え方を「**プロダクティブエイジング**」と言います。アメリカの老年学の権威であるロバート・N・バトラーが提唱した言葉です。日本でも「生涯現役」と言われるように、有償無償関係なく、いつまでも社会に貢献し続けたいと思うシニアが増えています。

老化は遅らせることができる

趣味や仕事など好きなことに打ち込んでいたら、「**結果的に**」長生きしていた。これは、いつでも元気で生き生きしているなと感じる方々の共通点です。実際、漠然と病気にならないために暮らすのではなく、「**生きがい**」のために健康でいたいと願う意識はとても大切です。

歳とともに心身は自然と衰えていきますが、歳をとるほど元気な人とそうでない人の差が広がります。それは、「老い」には**加齢と老化**という二つの側面があるからです。

加齢はただの数字に過ぎず、一年で一歳ずつ歳をとるのは平等ですね。老化も、歳とともに白髪が増える、皮膚のハリがなくなる、内臓の機能が低下するなど、遅かれ早かれ誰にでも訪れる、避けられないものです。

しかし、加齢は平等に訪れても、老化は心がけ次第で「遅らせることができる」のです。それは、老化のスピードが生活、運動習慣、喫煙や飲酒などの生活習慣のように自分でコントロールできる要因と、遺伝子のように自分ではコントロールできない要因が絡み合うことで決まっているからです。つまり、自分でコントロールできる部分を意識すれば、老化を遅らせることができるのです。

では、老化を遅らせて健康寿命を伸ばすために「**自分でコントロールできる**」のはどんなことなのでしょうか？

人との関わりが「フレイル」を予防する

具体的には、「**フレイル**」を予防することが重要です。フレイルとは、健康な状態と要介護状態の中間に位置する、心も体も弱った状態のことです。しかし、一度フレイルになっても再び**健常な状態に戻ることができる**ので、家族や友だちなどまわりにいる人が積極的に関わり、些細な変化でもまわりの人が早めに気づくことが重要です。

WHOの健康の定義では、健康とは「**体も心も満たされていて、社会的なつながりがある状態**」です。左のような負のサイクルにおちいらず、健康でいるためには「**人との関わり**」をもつことが何よりも重要なのです[1]。

人間は群れで暮らしてきた動物です。人間一人で生きていくには不完全で弱い生きものだからこそ、共同して助け合うことで生き延びてきました。

そんな人間にとって、**孤独**とはいつ敵に襲われるかわからない危険な状態であり、身体は自然と強いストレス状態となります。結果的に高血圧、不眠、免疫の低下などにつながるのです。

実際、「人とのつながりがあるかどうか」が、運動や飲酒、肥満などの問題よりも**寿**

命に与える影響が大きいという指摘もされています。この研究にもとづけば、人一倍健康的な生活をしているが孤独な人より、お酒が大好きで太り気味だけど人間関係がゆたかな人の方が、長生きする可能性が高いということです。[2] ほかにも、孤独によるストレスが心疾患や認知症リスクを高めることは、さまざまな研究で証明されています。[3]

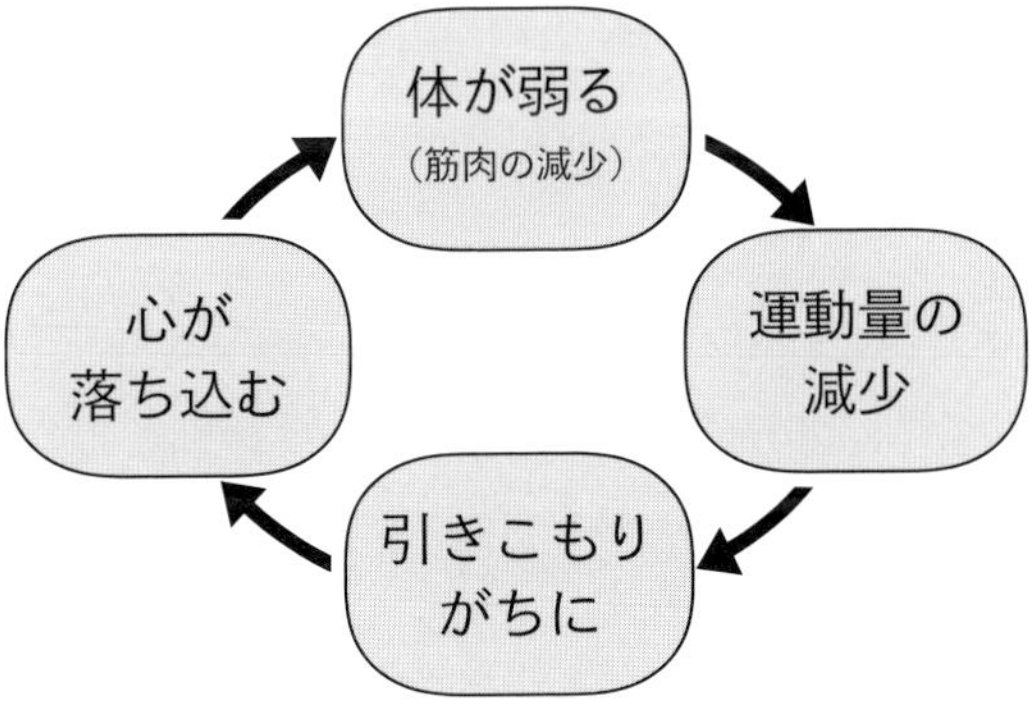

体が弱る
（筋肉の減少）
運動量の減少
引きこもりがちに
心が落ち込む

孤独と社会的処方

以上のように、私たちの「健康」には、食事や運動習慣といった生活習慣などの個人因子と、生活環境や学歴、収入などの経済状況、社会的なつながりがあるかなどの社会的因子の二つが関係しています。実際、病院を受診する患者さんの二〜三割は社会的な問題を抱えているそうです。

そのようななかで、薬ではなく「人とのつながり」を処方（紹介）することで、患者さんの健康問題を解決する「**社会的処方**」という考え方が、海外を中心に広まっています。すでにイギリスでは制度化されていて、実際にお医者さんから社会的処方が出されるそうです。

地域には公民館でのサークル活動や、美化活動、公園で行われる毎朝のラジオ体操などさまざまな活動があります。それらの活動すべてを「医療資源」として捉え、必要とする患者さんに処方するのです。

スマホやパソコンなどを使ったコミュニケーションが普及して、直接人と会う機会が減った現代社会において、孤独は「**見えない伝染病**」とも言われています。そんな時代に生きる私たちは、**食事や運動に気を使うだけでなく、意識的に人との関わりを保ち続けることも大切な健康管理**の一つです。「誰かと一緒に」食事をする、サークル活動に参加する、旅行に行く、「誰かのために」役に立つことをする。そんな「誰か」とのつながりが、シニアにとっては何よりも大切なのです。

要介護状態の根底は「運動不足」

一方、運動も、健康とは切っても切れない関係があります。要介護状態になる原因疾患の一位は認知症。その七割を占めるアルツハイマー型認知症は、**運動不足が一番の原因**とされています[4]。

二位の脳血管障害や六位の心疾患の原因となる生活習慣病（高血圧や糖尿病など）もやはり運動不足が原因となるものです。また、四位の骨折・転倒、五位の関節疾患を骨・筋肉の問題としてまとめると、認知症を抜いて一位となる点もポイントです。つまり、要介護状態になる疾患の根底には「**運動不足**」があるということです。

『運動脳 BRAIN』のなかで、精神科医の著者は「生物学的には人間の脳と身体は一万二千年前からほとんど変わっていない。」と述べています。テクノロジーが発展した百年ほどの年月は、長い人類の歴史からしたらほんの数秒なのです。今を生きる私たちの体も脳も、狩猟採取時代と同じ「動きまわる」前提で作られているわけですから、体を動かすことの大切さは言うまでもありません。また、運動自体に慢性的な痛みやストレス・不安を軽減し、多幸感を増加させる効果があることもわかっています。これは、元気だから運動するのではなく、運動するから元気になるということです。体、脳、心、すべてにとって「**運動は最強の薬**」ですね。

要介護になる原因疾患とその割合（2019年）

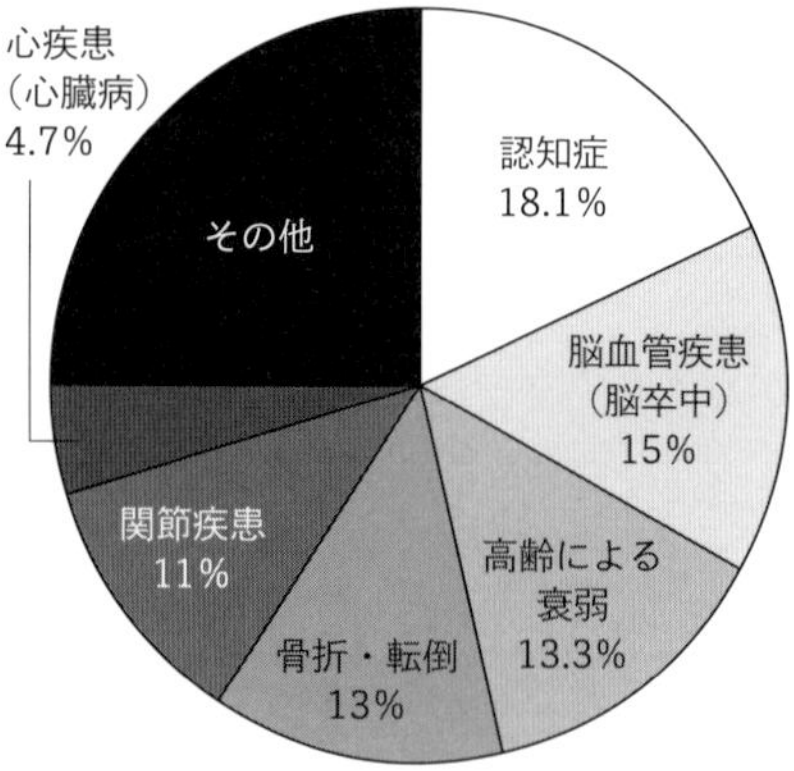

（1）フレイルは七十五歳以上の要介護原因の一位とされている。

（2）アメリカで三十万人以上を対象とした研究の結果、社会的な交流がある人は、ない人よりも早期死亡（平均寿命前に死亡）のリスクが五十％低下した。孤独の健康被害は運動不足や肥満よりも高く、アルコール依存症やタバコ一日十五本分に匹敵する。

（3）孤独を感じている中年の人たちは、孤独を感じていない同世代の人たちと比べて、後に認知症あるいはアルツハイマー病を発症するリスクが約二倍高い。

（4）二〇一四年、ケンブリッジ大学はウォーキングなどの運動を習慣（週一五〇分）として行うことで、アルツハイマー症の三分の一は予防可能だと医学誌「ランセット　ニューロロジー」で発表した。運動は科学的な研究でもっとも効果が高いとされている予防法であり、「運動不足がアルツハイマー病の二十二％に影響している。特にウォーキングなどの有酸素性運動は、脳の血量を改善するので効果的」と報告されている。

人生百年時代を、ヨガで元気に長生き

足立由喜子（NPO法人日本シニアヨガ協会代表理事）

少子高齢化はますます加速化し、近い将来は就労人口に対して一人が一人の介護をまかなう、そんな時代がやってきます。何もしないで老後は介護を受けてベッドで亡くなるのか、生き生きと自分の足で歩き最期の日を迎えるのか、大きな差が生まれます。

では、どのようにしたら心身ともにすこやかで明るく生き生きと年齢を重ねていけるのでしょうか。

平均寿命は悠に八十歳を超え、今や人生百年時代の到来。しかしながら長寿大国日本は、寿命が延びた分、認知症やフレイルが進み、介護を受ける年数の平均は、男性九年、女性は十二年から十三年と言われており、介護年数も世界のトップレベルとなっています。これはご自身の望んだ老年期と言えるでしょうか。また子どもが増えないわが国では、就労人口が減り、働いても働いても高齢者への介護費や医療費に費やされ、ますます子どもを産めないというヤングオールドバランスが崩れています。もはや高齢者対策をどのように行うかが国の喫緊《きっきん》の事業でもあります。

一言で言うと、元気なシニアが増えればよい。社会のバランスがよくなるためには、元気で老年期を過ごす方が一人でも多くなれば社会が救われます。

アクティブシニア、元気シニアといわれるシニア層は、健康に対して意識も高く、生活の楽しみ方を知っておられます。生活の質（QOL）を、年齢を重ねてもなお、生き生きと高めていらっしゃいます。

健康寿命を延ばすには、適度な運動、バランスのとれた食事、社会とのコミュニケーションという三本の柱が必要です。ヨガは運動のひとつであり、人と人のコミュニケーションでもある。生き方の知恵であるとも言えます。くよくよ悩んだ日々を送っても年齢は進み、健康で和やかに明るく日々を暮らしても年齢は進みます。どちらを選んでも年齢は進むのですから、ヨガを知っていただいたのなら、その日から生活に生かしていただきたい。「ラジオ体操に行ってきたよ。」「ウォーキングしてくるね。」と同じぐらい「ヨガしてきたよ。」が当たり前の世の中になるよう、日々、ヨガを広める活動をしております。

お手に取っていただいたこちらの本は、私たちが元気に年齢を重ねることで、日本の未来が明るい展望となる。そんな思いがギュッと一冊にまとまっています。「ヨガを楽しく簡単に」をキーワードに毎日続けやすい内容です。

ぜひ、ヨガを習慣にしていただき、よりすこやかに、幸せに年齢を重ねていただけましたら幸甚でございます。私も現代を生きるシニア層の一人として、お一人でも多くの方のお幸せを心より願っております。ナマステ。

3章

健康寿命に
ヨガがいいワケ

そもそもヨガとは何なのか

ヨガをする目的は人それぞれ

近年は、体の健康やダイエットのためにフィットネスとしてヨガに取り組む人が多くなりました。数え切れないほどの「○○ヨガ」があり、結局ヨガってなんなの？　と思う方もいると思います。一般的には「ダイエット、体をやわらかくする、姿勢がよくなる」など運動としてのイメージが強く、なかには「呼吸や瞑想で精神統一のようなこともする」というように、心を整えるようなものと捉えている方もいるでしょう。

結論としてはどのイメージも正解です。ヨガ本来の最終目的に向かうなかで、**心にも体にもさまざまなメリット**があり、ヨガに取り組む**目的**も人それぞれだからです。

また、ヨガは体がやわらかくないとできないものと思われがちですが、決してそんなことはありません。おそらく、テレビや雑誌などで見る難しそうなポーズの印象が強く、「ヨガ＝柔軟性」と思われているのだと思います。しかし柔軟性もまた、ヨガをすることによるメリットの一つに過ぎないのです。
何となく心にも体にもよさそうなヨガ、その歴史や目的を簡単にご紹介します。

ヨガの歴史

ヨガはおよそ五千年前のインダス文明で生まれたと言われています。

当時はさまざまな苦がある現世に二度と生まれ変わらないように、悟りを開き解脱《げだつ》することが最高の境地とされ、そのための修行法として生まれたのがヨガです。仏教の開祖であるお釈迦さまも、ヨガの瞑想で悟りを開いたと言われています。

最初は座って瞑想するだけでしたが、瞑想だけでは解脱が難しいという問題があり、徐々に**体を動かす体操法「アーサナ」**や**呼吸法**が加わり、時代や国を超えて受け継がれてきました。

基本的にヨガは先生（グル）から習い伝えられていくため、さまざまな人の解釈が混ざり合いながら伝わり、多くの流派が生まれ今にいたります。

悟りを開き解脱するための「**修行法**」であった古典ヨガに対して、近代ヨガは、ポーズや呼吸法を通じて心身を整える「**健康法**」として取り組まれています。アーサナで筋力と柔軟性を兼ね備えたしなやかな体を、呼吸や瞑想で穏やかな心を作る、そんな心身のセルフケアとして、ヨガは子どもからシニアまで多くの人の健康を支えています。

ゆれ動く心をヨガでコントロール

そして、「ヨガ」とは「**つなぐ**」という意味です。その名の通り、「心、体、魂」の三つをつなぐことで「**心穏やかに自分らしく生きる**」ための知恵がヨガに詰まっています。

ヨガが生まれた約五千年前の人々も、現代人も同じ人間。苦しみから解放されて幸せでありたいと願う気持ちは同じです。ときには人と比べて嫉妬したり、将来が不安になったり、過去のことをクヨクヨ考えたり、そんな人間ならではの煩悩の数々もまた、太古の昔に生きた人々にも同じようにあったのでしょう。

人間の脳はもともとネガティブにできています。それは危険なものに敏感になったり、危険な体験を記憶したりすることで生き延びるために必要なものでした。今も昔も、人が不安なことやネガティブなことに心がひっぱられるのは当たり前のことなんですね。

そんなときに、手綱《たづな》を引いて馬をコントロールするように、あちらこちらにゆれ動く自分の心をコントロールする術《すべ》が「ヨガ」なのです。

ヨガの三本柱

ヨガは、アーサナ、呼吸法、瞑想法の三つで構成されています。練習の順番に沿って一つずつ見ていきましょう。

アーサナ…心と体をつなぐ

アーサナとはヨガのポーズのことで、その目的は「**心と体をつなぐ**」ことです。ヨガでは瞑想を通して動きまわる心を落ち着

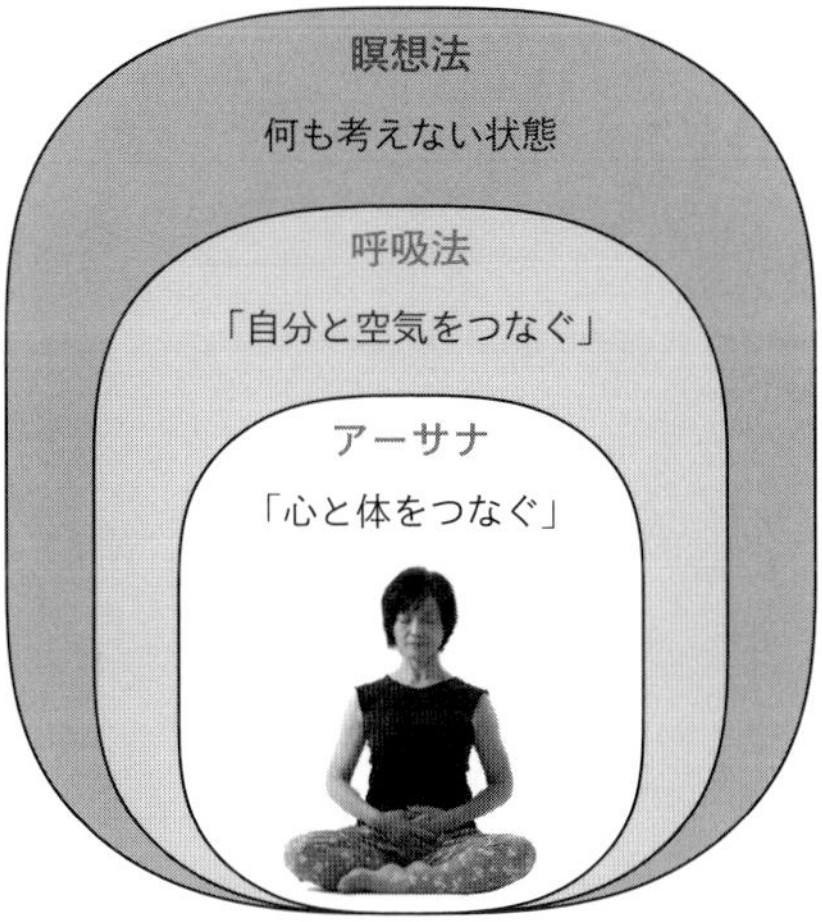
瞑想法
何も考えない状態
呼吸法
「自分と空気をつなぐ」
アーサナ
「心と体をつなぐ」

け、心穏やかな状態になることが最終目標とされています。しかし、いきなり座って瞑想をするのは難しいため、まずアーサナで体を動かすことで**自分への集中力を高め、瞑想の準備**をするのです。

アーサナは姿勢という意味であり、ヨガの経典では「アーサナは安定していて快適でなくてはならない」と説明されています。

アーサナには座って行うもの、片足立ちなどバランスを必要とするものまでさまざまな種類がありますが、どのようなアーサナも安定して快適な姿勢を保つためには、体の隅々に意識を向ける必要があります。

無我夢中という言葉があるように、何かに夢中になっているときは我を忘れて取り組み、気づいたら時間が経っていた。誰もがそんな経験があるのではないでしょうか。アーサナもまた、動いている自分の体や呼吸に集中することで、余計な思考（夜ご飯の献立や、明日の予定など）を断ち切る練習になるのです。

また、アーサナは「**強くしなやかな身体を作る**」役割もあります。基本的に、瞑想は座禅のように座って行いますが、長時間「快適に」座り続けるためには、股関節《こかんせつ》まわりの柔軟性や体幹の強さが必要です。そこで、事前にさまざまなポーズを練習することで、背骨の強さとしなやかさをやしない、全身にある姿勢を保つための筋肉をきたえるわけです。仰向けから片足立ちまでさまざまな種類のアーサナがありますが、最終的に「座るため」というのがおもしろいですね。

このように、アーサナだけでも、自分で背骨や股関節など大きな関節を動かすことで、全身の血流改善や筋力強化、柔軟性向上などにつながります。また、アーサナで体に意識を向け続けることで、無意識に考え続けてしまう思考を止めて頭をスッキリさせるメリットもありますよ。

呼吸法…自分と空気をつなぐ

アーサナで心と体がつながった状態になると、呼吸法に進むことができます。呼吸法の目的は、「**自分とまわりの空気をつなぐ**」ことです。ヨガでは、地球上にあるものは自分も含めて**プラーナ（生命力・気）**でできていると考えられており、そのプラーナ

（生命力）を取り込み、呼吸を使って全身に行きわたらせることを呼吸法（プラーナヤーマ）と言います。

緊張したときに深呼吸をしてリラックスしたり、逆にわざと早く浅い呼吸を繰り返すとソワソワした気持ちになるなど、呼吸と心は深く関係しています。呼吸をコントロールすることは、心のコントロールにつながるのです。そのほかにも、深い呼吸は体の免疫を向上させ、呼吸に必要な体の奥にあるインナーマッスルをきたえることもでき、姿勢改善などのメリットもあります。

瞑想法…全体との一体感を感じる

アーサナ・呼吸法を通して心身が整うと、いよいよ瞑想に入る準備が整います。瞑想とは簡単に言えば「頭で何も考えない状態」ですが、私たちの頭は無意識にさまざまなことを考えているものです。瞑想は難しそうに見えますが、数分間でも「**今、ここ**」に集中する時間が大切です。

アーサナで体を動かし、呼吸法で心身を整えてから瞑想に進むと、最終的には「自分も**自然の一部**であるということ、**今あるものへの感謝**、余計な執着がなくなる」そんな感覚が生まれてきます。

一連のヨガの流れを通じて「今、ここ」の自分の体に集中しているときの「**頭の中の静けさ**」や、終わった後の「頭と体が**リセット**されたようなスッキリ感」、忙しい日常生活を一瞬でも切り離して、自分に没頭したときに生まれる「**余白**」自体が、自然と心身の調整になっています。

シニアにこそヨガをおすすめする理由

運動は脳と体にW処方

健康的な体を作るためには、筋力や柔軟性、心肺機能、認知機能、バランス能力などさまざまな要素がバランスよく必要になります。ヨガはこのような健康的な体を作るうえで必要な要素を総合的に高める根拠が数多く示されています[1]。

また、体だけでなく「ヨガと脳」に関する研究も近年はさかんに行われており、呼吸法や瞑想法も含めたヨガの実践により、ストレスや不安の軽減、注意力や集中力の向上、前頭葉の血流量の増加など、心身ともにさまざまなメリットがあることがわかってきています。[2][3] ここからは具体的に、ヨガにはシニアにとってどんなメリットがあるのか見ていきましょう。

認知症予防

厚労省によると、二〇二〇年時点での認知症の高齢者は約六百万人と推計されており、二〇二五年には約七百万人に達すると予測されています。これは高齢者の五人に一人の割合です。要介護状態になる原因疾患の一位である認知症をいかに予防するかは、日本のみならず世界の課題ですが、認知症の発症や、進行を止める根本的な薬はまだ開発されていません。

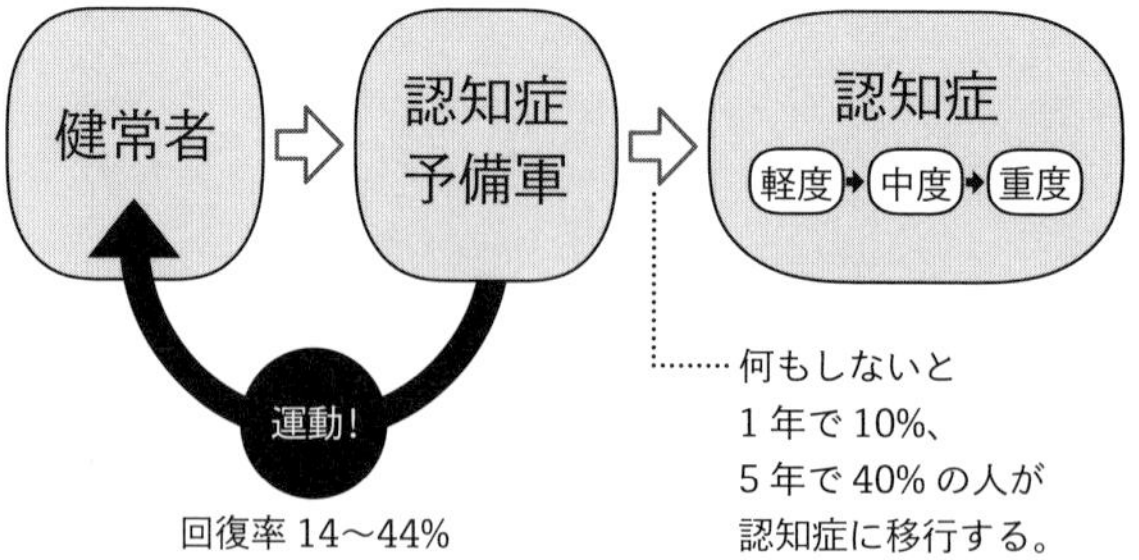

健常者
認知症
予備軍
認知症
軽度
中度
重度
運動！
回復率 14〜44%
何もしないと
1 年で 10%、
5 年で 40% の人が
認知症に移行する。

一方で、運動は体だけでなく脳を元気に保つ力があるとも言われています。特に、認知症の前段階にあたる**認知症予備軍**であれば、**運動**によって認知症への進行を遅らせ、元の状態に改善できることがわかっています[4]。

運動は、脳内で神経の栄養になる物質を増やし、脳のはたらきを改善させるのです。血流がよくなることで、脳に届く酸素や栄養素も増えます。

運動の内容については、一つの運動だけではなく「**筋トレ、バランス練習、有酸素性運動を組み合わせて行う**」ことが推奨されています。さらに、歩きながらしりとりをする、踏み台昇降をしながら計算をするといった頭と体を同時に使う「二重課題」や、趣味や遊びに「ワクワク、ドキドキするような喜びやときめき」が加わることが脳へのよい刺激となり、一層効果的と言われています。

その点、ヨガは「筋トレ、バランス練習」の要素を含み、練習方法によっては有酸素性運動にもなります。シニアの方には、本書のように一つ一つのポーズをしっかりと味わうヨガを実践し、ウォーキングなどで有酸素性運動を足していただくのがオススメです（ぜひ、誰かとご一緒に）。

また、前述したように、呼吸法や瞑想も、脳科学の観点から認知症予防や認知機能改善が証明されています。[5] ヨガは、フレイル予防を含め**総合的に心身の健康を底あげ**してくれる素晴らしいツールだと言えます。

「ちょうどいい」筋力がつく

運動不足解消のために手軽にできるのがウォーキングです。しかし、ウォーキングなどの有酸素性運動は、心肺機能の強化や内臓脂肪を減らすには効果的ですが、加齢に伴う筋力低下を抑えるには不十分なのです。

下半身は上半身の二～三倍の速度で筋力が落ちていくと言われており、歳をとるほど、下半身を中心とした筋力トレーニングが大切になります。

特に女性の場合、閉経するとエストロゲンという女性ホルモンが激減することにより、さらに筋肉量の低下や骨粗しょう症が進行しやすくなります。

筋トレと言っても、やみくもにきたえる必要はありません。体重が五十キロの人と八キロの人で、必要な筋肉量は違います。健康的に暮らすためであれば、何歳になっても、そのときの自分の体重を支えられるだけの筋力があれば十分です。

その点ヨガのアーサナは、自分の体重のみを使って行う運動なので、自分の体重に対する**ちょうどいい筋力**をつけることが可能です。体重以上の負荷がかからないため、ケガも起こりにくくなります。

また、全身の筋肉の六～七割は下半身にあるため、下半身をきたえるだけで全身の六割以上の筋肉を使うこととなり、効率的に筋肉量を維持することができます。

特に、スクワットや階段昇降など、腰をゆっくり落としたり、持ちあげたりする動きが有効ですが、ヨガには立って行うポーズが多く、なかでも「踏み込む」動きが多いため、自然と下半身の筋力強化につながります。

骨粗しょう症、尿もれ対策

特に女性にとって歳とともに増える悩みに、**骨粗しょう症**と**尿もれ**があります。どちらも加齢とともに減少する女性ホルモンの影響が大きいですが、ヨガで行うアーサナや呼吸法は間接的に両方の悩みの対策となります。

ヨガでは、立って行うポーズだけでなく四つばいなど手で体を支えるポーズや、重力に逆らって体を持ちあげる動きのなかで、ふだん使うことの少ない腕やお腹の筋肉もバランスよく使うことができます。**骨に体重をかける**ことは骨の再生に関わるため、骨粗しょう症の進行を抑え骨量を維持することにもつながります。

また、そのようなさまざまな姿勢や呼吸法を行うなかで、**体の奥にある姿勢を保つための筋肉**や、**骨盤底筋群**⑥がはたらきやすくなり、尿もれ改善も期待できます。

転倒予防

転倒は二足歩行の宿命でもありますが、シニアにとって、転倒はときに命に関わる重大な問題です。

実際に、病院では転倒して入院したことにより認知機能が低下したり、転倒をきっかけに外出への不安、全般的な自信を喪失し引きこもりがちになる人を多くみてきました。転倒を予防するためには、筋力を維持することはもちろんのこと、いざ転びそうになったときに、手や足を出して体を支えられるバランス能力も必要です。

　バランス能力は、筋力と同じでトレーニングにより改善することができます。バランスをとるということは、柔軟性、筋力、平衡感覚や認知機能などの**総合力**ですが、バランス能力を高めるには、ただ筋トレや柔軟のみに取り組むのではなく、足を前後左右に開いたり、片足立ちになったり、ときに目を閉じて姿勢を保ったりして「**実際にバランスをとる**」ことが一番です。バランスをとっているなかで、体と脳の連結が強まり、バランスが崩れたときに瞬時に対応できるようになるためです。背骨や股関節を大きく動かすポーズが多いヨガはシニアにとって**実践的で有効なバランストレーニング**なのです。さらにイギリスの研究では、ヨガをすることでバランス筋力の向上や倦怠感の改善、幸福感の増加に効果があると示されています。

　「バランスがとれる、とれない」は自分でわかりやすいのもポイントです。日々同じアーサナを取り組むなかで、できなかったバランスポーズができるようになる。その達成感や楽しさを、自分で味わえるのもヨガならではだと思います。

口《くち》まわりの若さを保つ

口腔機能とは、食べる、話す、呼吸をする、表情を作るなど、おもに食べる、話すことに関わる機能です。加齢により口腔機能が低下すると、食べこぼしが増える、食欲が減る、滑舌が悪くなるといったことが目立つようになります。

「心身の衰えは口から」とも言われ、口腔機能の低下がフレイル（P26）につながることが多いため、日頃から口まわりの状態に意識を向けることが大切です。

そのような口腔機能に関わる筋肉は、実は口まわりだけでなく、首を通り鎖骨や肩甲骨までついているため、**姿勢と口腔機能**は深く関係しています。たとえば、猫背によって頭の位置が前にずれることで口呼吸となり、口腔内の乾燥や噛み合わせの悪さにつながります。

よってアーサナによる姿勢改善そのものが、口腔機能の維持改善につながるのです。また、ヨガの呼吸法も直接的に呼吸に関する筋肉をきたえると同時に、呼吸がしやすい姿勢を作ります。

特に、加齢に伴い低下しやすい嚥下《えんげ》に関する首の前の筋肉は、上を向いたときに頭を支えるようにはたらきます。アーサナは体をななめにしたり、上を向くなどさまざまな方向に頭を動かし支える動きが多く、自然と**首まわりの筋力強化**にもなりますよ。「年齢は首に表れる」とも言われます。見た目も機能も若々しい首元を保ちたいですね。

コミュニティーとしてのヨガ

ここまでお伝えした通り、シニアにとっては「**体を動かすこと**」「**人とつながること**」が何よりも大切です。誰かと一緒に運動する機会は、心と体の健康に大きく影響するでしょう。実際、さまざまな社会参加のうち、スポーツグループへの参加は最も介護状態になりにくく、さらに一人で運動するより、みなで集まるだけの方が介護状態になりにくい可能性も示唆されています。

その点、誰もが気軽に参加できるヨガは、ヨガスタジオだけでなく、地域にある公民館などの施設でも開催されています。

運動不足解消としてのアーサナ、心のバランスをとるための呼吸や瞑想など、多方面にメリットがあるヨガは、多くの人のセルフケアに役立ちます。ヨガクラスで体を動かすだけでなく、参加者同士のコミュニケーションやクラス後のお茶飲みなど、**地域コミュニティー**としてのヨガの役割は非常に大きいと感じています。

みなさんも、ぜひ自分の住む地域で開催されているヨガクラスに参加してみてください。ヨガは、自分の心と体だけでなく、人とのご縁もつないでくれますよ。

ヨガは「自分らしく生きる」ための道具箱

生活のなかのヨガ

心穏やかに、そして自分らしく生きるために、ヨガにはアーサナ、呼吸、瞑想という実践法がある一方で、**ヨガ哲学**という生き方としての教えもあります。体を動かすことだけではなく、暮らしのなかでの「考え方」自体もヨガの一部なのです。

たとえば、「サントーシャ（知足）」とは、もっと欲しいもっと食べたいと思ったときに「今自分は十分に持っている」と意識することで、自分にブレーキをかけて必要以上に持とうとする癖を止めます。「ダーラナー（集中）」とは、料理、仕事、趣味など暮らしのなかで何かに集中することで、過去や未来のことを考え過ぎて不安になる癖を止めます。

このように、暮らしのなかでの**考え方や生き方そのものもヨガ**なのです。

「まあいっか」もヨガ

歳とともに、徐々に低下していく身体機能への不安や、その先にある死への恐怖を感じる方もいるでしょう。そんな**シニア世代特有の悩みや不安**にも、ヨガはそっと寄り添ってくれます。ヨガとは自分の体や心を見つめることを通して、さまざまなことに気づきそれを受け入れていく練習です。そのなかに「ものごとをジャッジしない」という大切な教えがあります。

たとえばアーサナでバランスがとれなくても、隣の人より体が硬くても、今の自分を「よい悪い」と判断せずに、そのまま受け入れる練習もヨガなのです。シニア世代こそ、何ごとにも深刻になりすぎず、「**まぁいっか**」と楽観的な方がよいのかもしれません。そうして、**自分に不要な執着を手放して**身軽になる作業は、終活における身辺整理と同じではないでしょうか。

一歩引いて自分を眺める

また、アーサナでは動いているときや姿勢を保っているときの心身に目を向けて、「足で大地を踏みしめている、胸に呼吸が入っている、辛いけど頑張ろうとしている」など、常に自分を観察し続けます。

そして、そのように一歩引いて自分を俯瞰《ふかん》するためには、常に一定の余裕や余白が必要となります（森のなかで熊に遭遇したときに、自分の体や心の状態を見つめる余裕はないですね）。

ある意味、自分に入り込み過ぎず、少し離れたところから冷静に自分の心と体を見つめる「**俯瞰力**」がヨガの醍醐味《だいごみ》です。

このように、ヨガ的な生き方をしていると、自然と自分にとって必要のないものや考えを手放し、身軽に気楽に暮らせるようになります。自分を俯瞰して見ることができるようになり、他人との比較に苦しむことも減るでしょう。それが、「**生きやすくなる**」という感覚の正体だと感じています。

ヨガは、アーサナ・呼吸法・瞑想の実施、そして考え方としてのヨガ哲学、そのすべてを横断的に実践したときに、体・心・脳のすべてに「**包括的な健康法**」としてのよさが最大限に引きだされます。

まさにヨガは、「**自分らしく生きるための道具箱**」。ドラえもんの四次元ポケットのように、この「道具箱」から必要なときに必要な道具を取りだし、どんなときもしなやかに自分らしく暮らしていきたいですね。

（1）二〇一七年のシステマティックレビューでは、ヨガの実践が身体的機能や認知機能に及ぼす影響が分析され、筋力、柔軟性、バランス、呼吸能力などの向上、脳の前頭葉の活性化、ストレスの低減、気分の改善などの効果が報告されている。
（2）ヨガが認知機能、ストレス応答、情動処理、神経可塑性に影響を与えることを示す研究があると報告している。
（3）ヨガの瞑想や呼吸法が認知機能に及ぼす影響をメタ分析によって検討した結果、ヨガによって認知機能の向上が認められた。
（4）認知症または軽度認知障害（MCI）の患者における認知機能に対するさまざまな運動介入の有効性を比較し、認知機能低下に関連する症状に対する運動の影響を調査したところ、レジスタンス運動（筋トレ）は、認知機能が低下している患者、特に認知症患者の認知機能低下の進行抑制に最適な運動介入である可能性が高かった。マルチコンポーネント運動（有酸素性運動、筋トレ、バランス運動を組み合わせて行う運動）は、MCIの患者の全般的な認知機能および実行機能を維持するうえで、最も効果的という傾向が認められた。
（5）瞑想には脳を休ませる効果があり、認知症予防効果も期待できる。
（6）骨盤の底にある、内臓を支え排尿コントロールに重要な筋肉。

「お陰さま」のこころ

中村尚人（理学療法士、ヨガインストラクター）

本書には、シニアの方にこそヨガを実践してその恩恵を得てほしいという著者の熱い思いがあふれています。病院で、病気や障害を抱え苦しんでいる多くのシニアの方を見てきた理学療法士という立場だからこそ、ヨガに予防医学や人生の苦しみを減らす価値があるという思いが強いのです。

ヨガというと柔軟性がないとできないと思っている方もいると思いますが、そんなことはありません。ポーズがとれる、とれないは関係なく、どれくらい自分の心を制御できているかが大切なのです。執着を手放し、自分の死への恐怖をも手放したときに、本当の平安を理解することができます。

ヨガでは聖者の死を「マハ・サマディ」といいます。マハとは「摩訶《まか》、偉大」という意味で、サマディとは「悟り」のことです。聖人の死は恐怖の対象ではなく、輪廻転生《りんねてんしょう》を卒業し、至高の境地にたどり着いたとして賛美されるのです。聖人というとあまりにも敷居が高いですが、私たちにとっても感謝の気持ちを持って、穏やかに最後の日を迎えることは理想の姿でしょう。

昔は亀の甲よりも年の劫といって年長者は尊敬の対象でしたが、現代はどうでしょう。高度経済成長のなかで西洋の個人主義がまん延し、自分だけよければいい、いいことも悪いことも自己責任というような、無責任な概念が当たり前になってしまいました。後世や子ども、孫の世代に思いをはせるよりも、自分の目先のことばかりに不安を感じ、自分の所有物に執着を持ち、不平不満を口にする人も多いのではないでしょうか。不満にも不安にもキリはありません。

ヨガ発祥のインドにも悩みの種は沢山あったでしょう。先人達はその悩みや苦しみをどうやったら少なくして幸せになれるかを思索したのです。ヨガはその答えの一つを提示しています。執着を捨て、自分という小さな枠ではなく、世界・宇宙という大きな枠でものごとを捉えましょうと。結局は自分と宇宙は一体である（梵我一如《ぼんがいちにょ》）と。東洋思想の一つである「縁起」もその類似概念だと思います。すべてはご縁でつながっており、何ひとつ独立して存在はしないのです。日本では「お陰さま」という言葉に現れています。呼吸ができるのも、食べて排出できるのも、動けるのもすべてお陰さまです。

まずは本書を参考に気軽にヨガを実践してみてください。小さなことでも何かが変わってくると思います。その何かを少しずつ広げていき、お陰さまと思う癖、感謝の癖を身につけてくださ い。きっと心が悩みから解放されます。インドの先人の智慧《ちえ》でみなさまが照らされますように祈っております。

4章

ヨガをやってみよう

アーサナをするまえに

実際にヨガのアーサナ（ポーズ）を通してさまざまな体や心の気づきを得ていきましょう。慣れてくれば一つのアーサナを一〜二分維持するだけで、モヤモヤしていた気持ちをスッキリさせたり、家事や仕事の合間にアーサナを取り入れることで体や気持ちのリセットが簡単にできるようになります。

アーサナの目的は「快適な姿勢を保つこと」

「できた・できない」ではなく、「動いていること・姿勢を保持していること」自体を感じましょう。**快適かどうかを一番に優先**してさえいれば、不要な怪我も防ぐことができます。

そのためにはアーサナに慣れたら目を閉じて（不安であれば半目で）やってみるのが

ポイントです。目で見てしまうと、気づけるはずの体の声の多くがかき消されてしまうためです。

とはいえ、最初は体のどこを意識して何を感じればよいのかわからないと思います。この後の実践編では、**～を感じて**と意識すべきポイントをなるべく多くあげ、自分の体の声に気づくためのコツを掲載しています。さまざまな動きや姿勢を通じて、体の中に眠っている気づきを一つでも多く引き出してみてください。

気持ちの変化

背中を丸めれば落ち着いた気持ちになる。胸を開けば自信がつく。それと同じで、**快適で安定した姿勢は落ち着いた心を作ります**。

アーサナをとるときは、腰が伸びている、太ももに力が入っている、胸いっぱい息を吸っているなど体の状態だけでなく、スッキリする、落ち着く、安心する、元気になるといった気持ちの変化も感じてみましょう。

上に伸びる

どんなときも、頭頂を引きあげて「**上に伸びる**」意識が大切です。

本書ではそのサポートとして、手で座面や壁を押す動きを多く取り入れています。手で押しあげる力も使いながら、日頃からつぶれて丸まりやすいお腹や腰が気持ちよく伸びる感覚を味わいましょう。

そのためにも、イスに座って行う動きでは、はじめのうちは**腰を起こすサポート**として、お尻の後ろ半分にたたんだバスタオルや座布団などを入れて座ることをおすすめします。腰を起こす感覚がわかってきたら外しましょう。

運動するうえでの注意点

シニア世代の身体は、さまざまな基礎疾患や既往歴、長年の姿勢や体の使い方の癖、体の痛みや骨・関節の状態といった「個人差が大きい」のが特徴です。同じ年齢でも身体の状態は人それぞれなのです。

これからあげるシニア世代が運動するときの注意点をよく確認し、「無理なく」「自分でコントロールできる範囲で」実施しましょう。

また、ヨガはウォーキングやラジオ体操と同じ健康体操であり、治療法ではありません。運動するにあたり体に不安のある方は、医師や理学療法士に相談しましょう。

体調と相談しよう

体調が悪いときはヨガをするのは避けましょう。お薬による副作用などで体が本調子でないときもやめておきましょう。

また、途中で、めまい・不整脈・胸の痛み・頭痛などの症状が出た場合は、横になって休んでください。ヨガ開始前の血圧が高い場合（目安として180㎜Hg以上）も、運動は避けて呼吸法や瞑想のみにしておきましょう。

転倒に注意

立って行うアーサナは、机やイス、壁など支えられるものの近くで実施しましょう。イスに座ってできるものは、座って実施しても構いません。特に、**はじめての動きや慣れない動きには注意**しましょう。

また、骨粗しょう症と診断されている方は、背骨の圧迫骨折に注意しましょう。特に**背骨を丸める・ねじる動きは強い力を入れすぎない**でください。

息を止めない

ポーズをとることに気をとられ、頑張りすぎて、ついつい息を止めてしまうことがあります。しかし運動中に息を止めると、**急激に血圧があがってしまい危険**です。

それ以外にも、奥歯を噛み締める、顔に力が入る、肩があがるなどは、頑張りすぎのサイン。顔まわりにそんな反応を見つけたら、その動きは今の自分にとって難しすぎるのかもしれません。

どんなときも、**自然な呼吸**ができるくらいのゆるやかさで行いましょう。

痛みは危険信号

一般にストレッチは「痛い方が効く」と思われがちですが、そんなことはありません。痛みは体からの危険信号です。体に力を入れて**我慢するような不快な痛み**を感じたら、その動きは今の自分には難しいか、強く動かしすぎているということです。少し気持ちいいくらいの快適な痛みであればＯＫです。

歳を重ねていく智慧《ちえ》

玉置妙憂（看護師、僧侶、スピリチュアルケア師、ケアマネージャー、看護教員）

最近、肌の調子ですとか、股関節《こかんせつ》の硬さですとか、やっぱり年月には抗《あらが》えないなあと感じることがしばしばです。こうなってくると「かっこよく年をとる」とはどういうことだろうかと、考えるわけです。

世の中には「美魔女」と呼ばれる方々もいらっしゃって、いくつになってもお美しい。素敵だな～と、憧れます。でも同時に、あの手この手で頑張って必死に若さを保持しなければならないとしたら大変だろうなあ～、とも思うのです。

だって、この世は「諸行無常」ですから。なにひとつとして、同じ形のままであり続けるものはありません。だから、「わあ、お若いですね！　とても○歳には見えない！」と言われることにこだわってしまったとしたら、苦しくなるだけでしょう。流れゆく時に抗わず、ありのままに変化していくことが自然で、美しいのです。そして、そうやって変わっていく自分を認め、慈《いつく》しめる心こそが「かっこよさ」を醸《かも》しだすのだと思います。

この間、電車で、席を譲ろうとした若者が、その申し出を断られている光景を見かけましてね。譲られたご婦人は、たしかに若々しいお姿でしたので、「まだまだ席を譲られる必要なんてない」とお思いだったのかもしれません、なんだか「つん」としておいででした。席を立ってしまった若者は、所在をなくしたのでしょう。別の車両に移っていってしまいました。かわいそうに。

私は、たとえ体力に自信があったとしても、次の駅で降りるのだとしても、若者が席を立ってくれたら「ありがとう。すまないね」と譲ってもらうと決めています。若者の優しい心の芽を、摘んでしまうことのないように。優しい心よ、もっともっと大きくなあれ！　日本の未来よ、ゆたかになあれ！　と願いながら、たったひと駅でも座らせていただくのです。

ね。席を譲られるような年ではないと己の若さを誇示するより、相手の思いをくんで動くことができる、その「余裕」こそが「かっこいい」と思いませんか。それが、私の思う「かっこよく年をとる」ということです。

しなやかで、満たされた「余裕」を持ち続けるためには、自分自身のメンテナンスが欠かせません。なになに、メンテナンスのためのいい方法をお知りになりたい？　もちろんヨガです！　ヨガには、単なる「運動」にとどまることなく、呼吸を通して宇宙のリズムとつながるイメージがあります。それもそのはず。ヨガの根っこは「瑜伽行《ゆがぎょう》」という修行ですから、体力だけでなく、精神性も高まって、「余裕」につながるというわけです。人生、楽しんでまいりましょう。

①プレヨガ

ヨガをはじめる前に、準備運動としての「プレヨガ」をしましょう。呼吸を整え、背骨や手首足首をほぐし、自分の体の伸び力をチェックします。

左右に広がるわき腹

まず、ヨガをするうえで大切な呼吸を確認しましょう。肺は、鎖骨の少し上からみぞおちあたりまで位置しており、息を吸うと風船が360度に膨らむように前後左右すべての方向に膨らみます。はじめに、左右の広がりが大きいわき腹の、肋骨の動きを感じましょう。

① 横からわき腹の肋骨をつかむように両手を置く。
② 鼻でゆっくりと呼吸する。吐くときは**わき腹がなるべく小さく縮むように**吐ききり、吸うときは**自分の手を押し広げる**ように吸う。
③ 3～5回繰り返す。

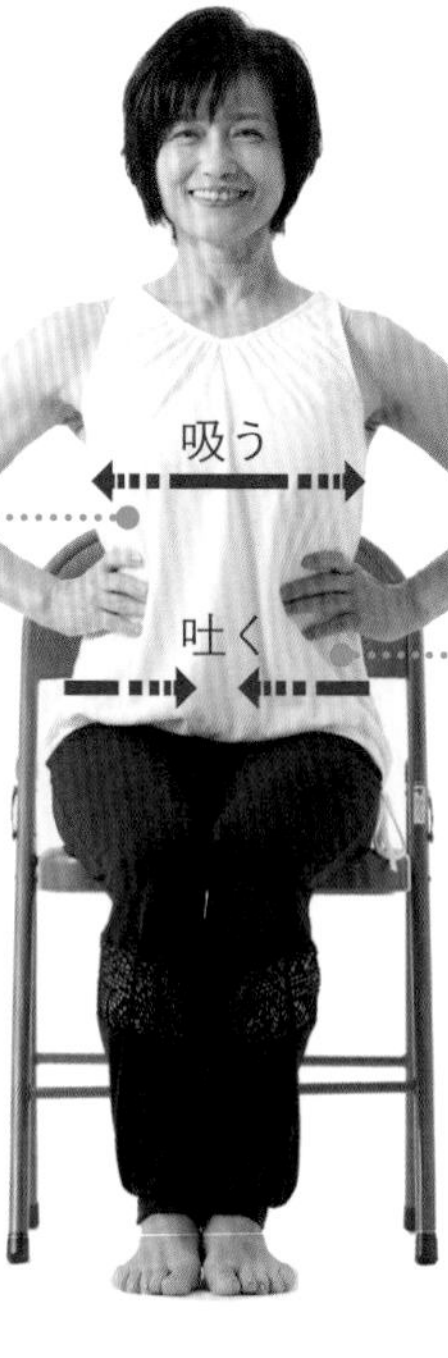

ヨガでは常に呼吸に意識を向けます
吸う
吐く
〈吐く〉わき腹が細くなる
〈吸う〉左右に広がる動きを感じて

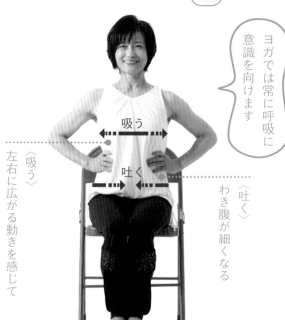

上下に動く胸

わき腹が左右に膨らむ感覚をつかんだら、次は胸が上下に動く感覚をつかみましょう。

両手のひらを軽く広げて交差させ、指先が鎖骨にあたるくらいの高さで胸の上に置きましょう。このとき、指先を置いているあたりが、おおよその肺の先端です。

① 手を当てている部分を意識して息を吸う。のど元まで呼吸を入れると胸が持ちあがるのを感じよう。

② ゆっくり息を吐く。持ちあがっていた胸が下がるのを感じよう。

③ 3〜5回繰り返す。

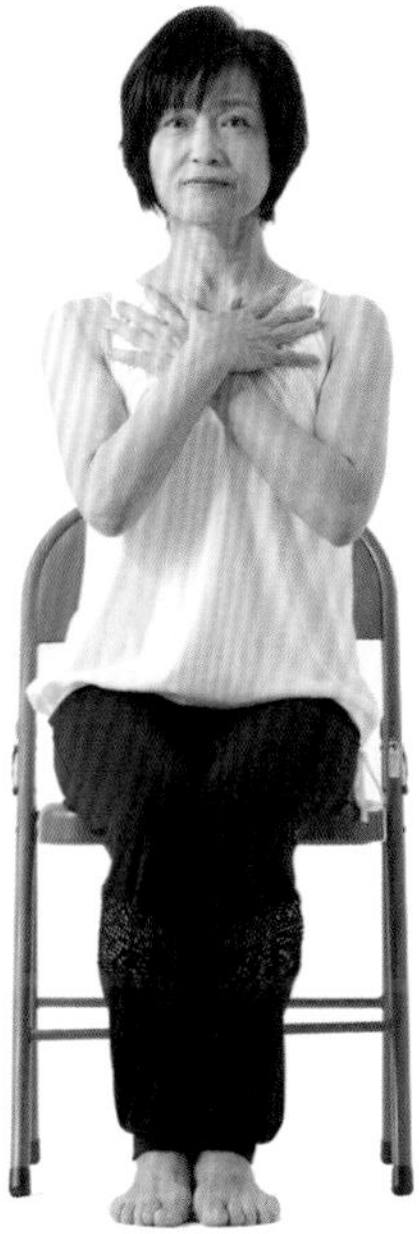

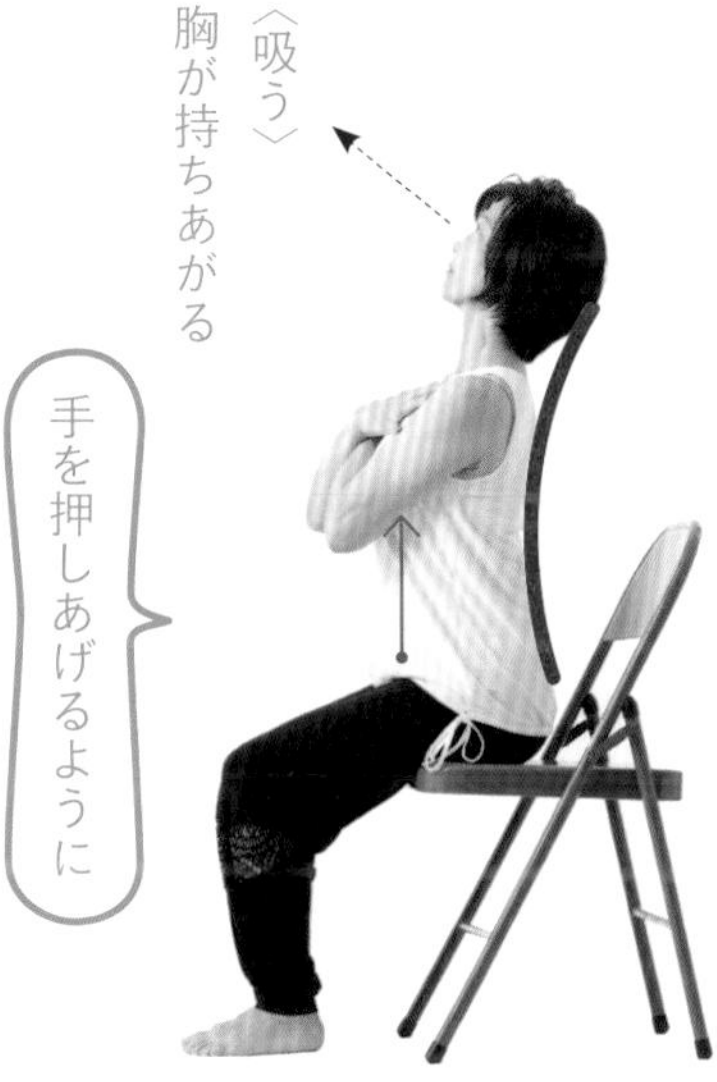
〈吸う〉
胸が持ちあがる
手を押しあげるように

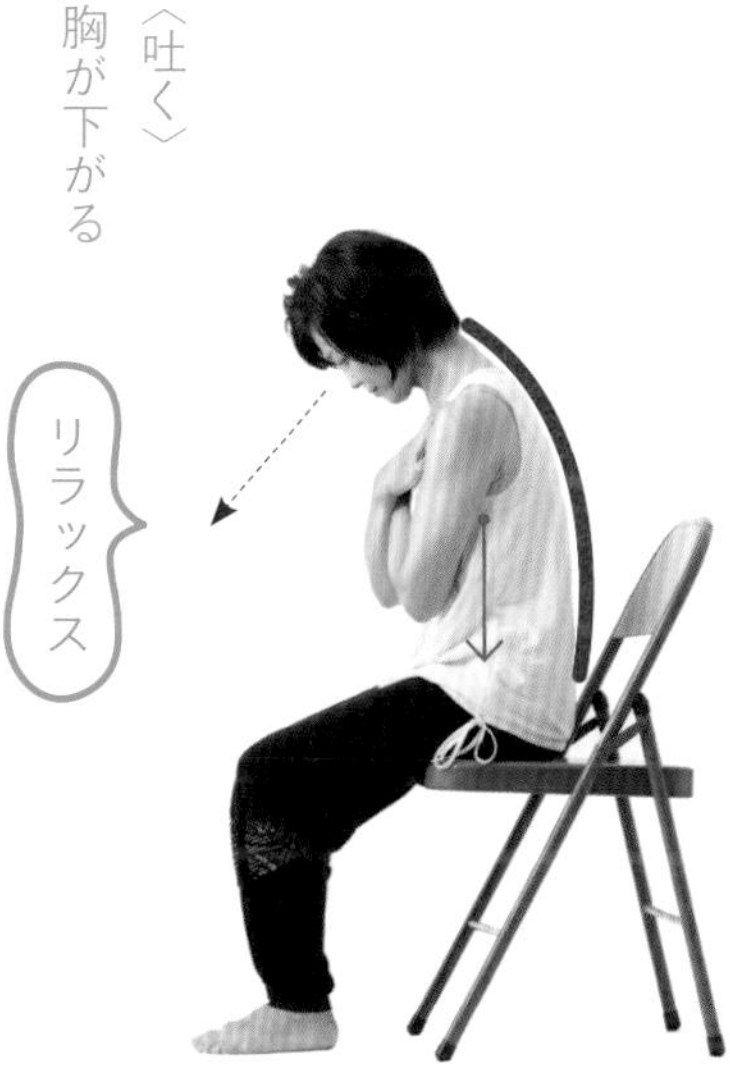
〈吐く〉
胸が下がる
リラックス

背骨全体を動かす

固まりやすい背骨を大きく動かします。鼻の奥から尻骨までつながる長い背骨を、波のように動かすイメージで。

① 背もたれに背中がふれないよう浅くイスに座る。両手はももに置く。

② 息を吐きながら手をひざの方にすべらせ、へそを見る。すると背中が開く。

③ 息を吸いながら手を手前にすべらせ、ひじを真後ろに引き、顔をあげて遠くを見る。すると、胸が開く。

④ ①〜③を3〜5回繰り返す。

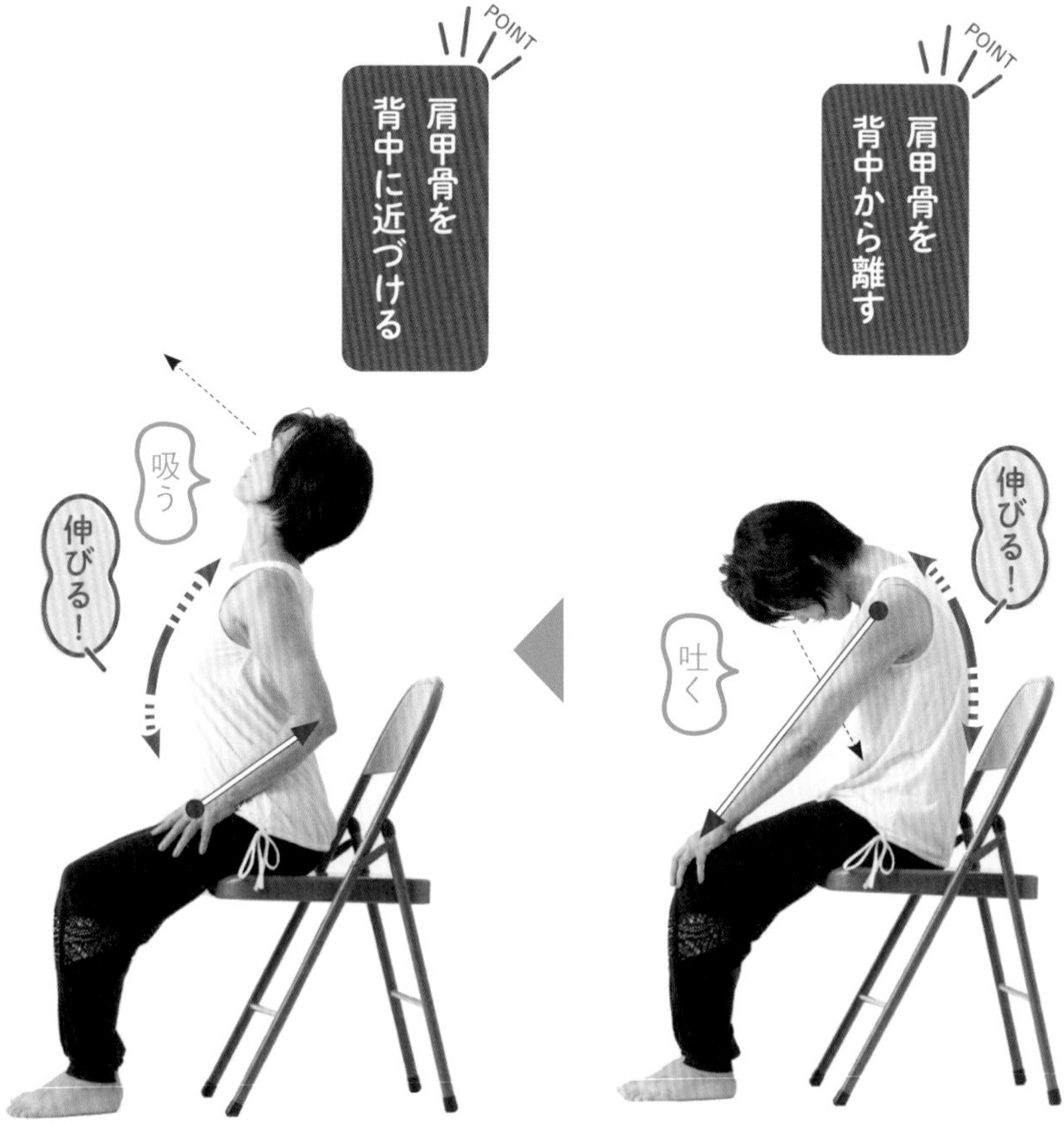

POINT
肩甲骨を背中から離す
伸びる！
吐く
POINT
肩甲骨を背中に近づける
吸う
伸びる！

ひじまわし

①肩に手を置き、ひじを見る。
②ひじで大きな円をかくように後ろにまわす。
③ひじの動きに合わせて、同じ側の胸が持ちあがったり、横に開いたりするのを感じる。
④左右5回ずつ行う。

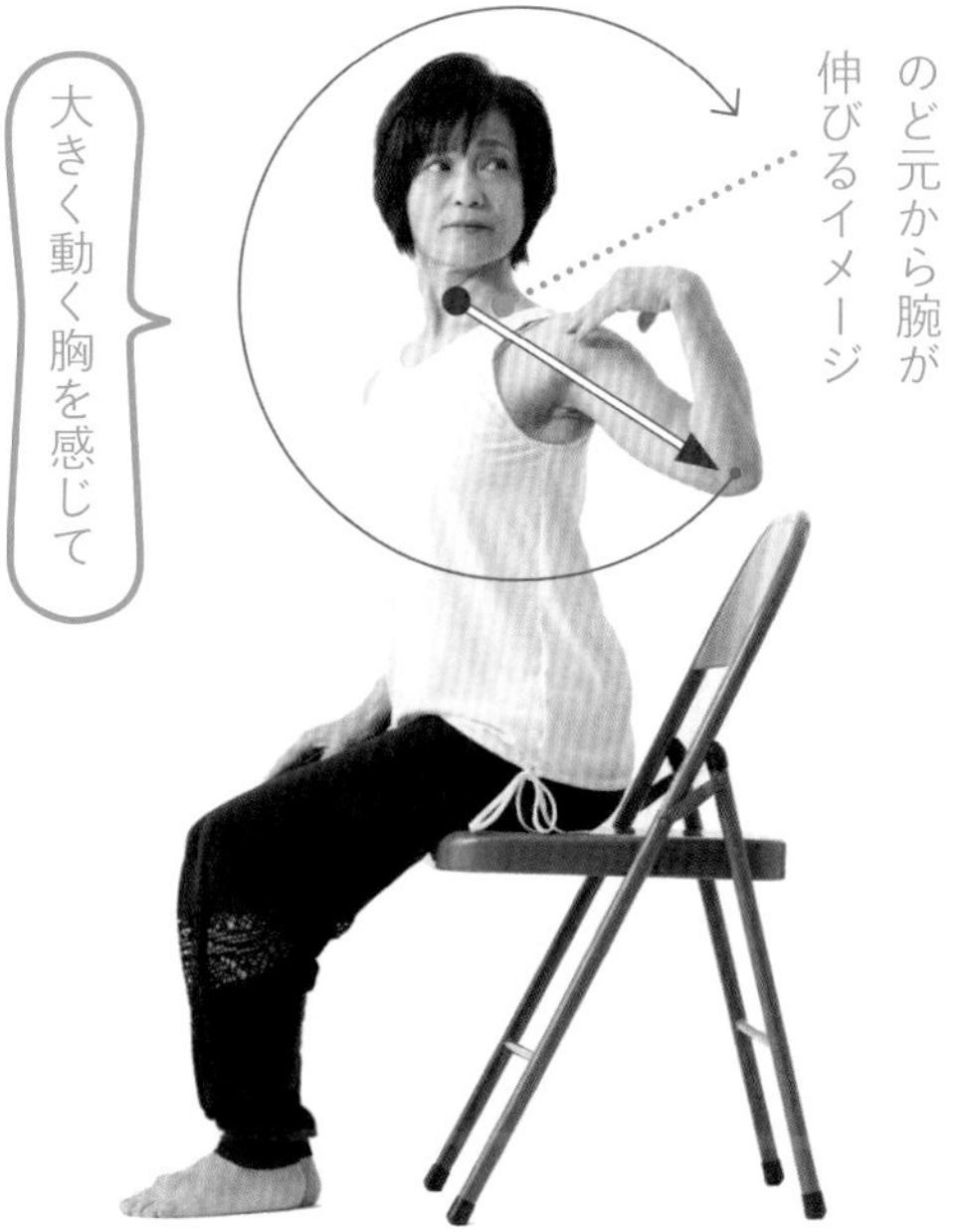
のど元から腕が伸びるイメージ
大きく動く胸を感じて

もも裏ストレッチ

①イスに浅く座り、片足を前に伸ばしてつま先を天井に向ける。
②両手をももに置くかイスについて体を支え、前を見たまま胸を押しだすように体を前にたおす。
③坐骨からかかとの伸びを感じて左右それぞれ30秒ずつ行う。

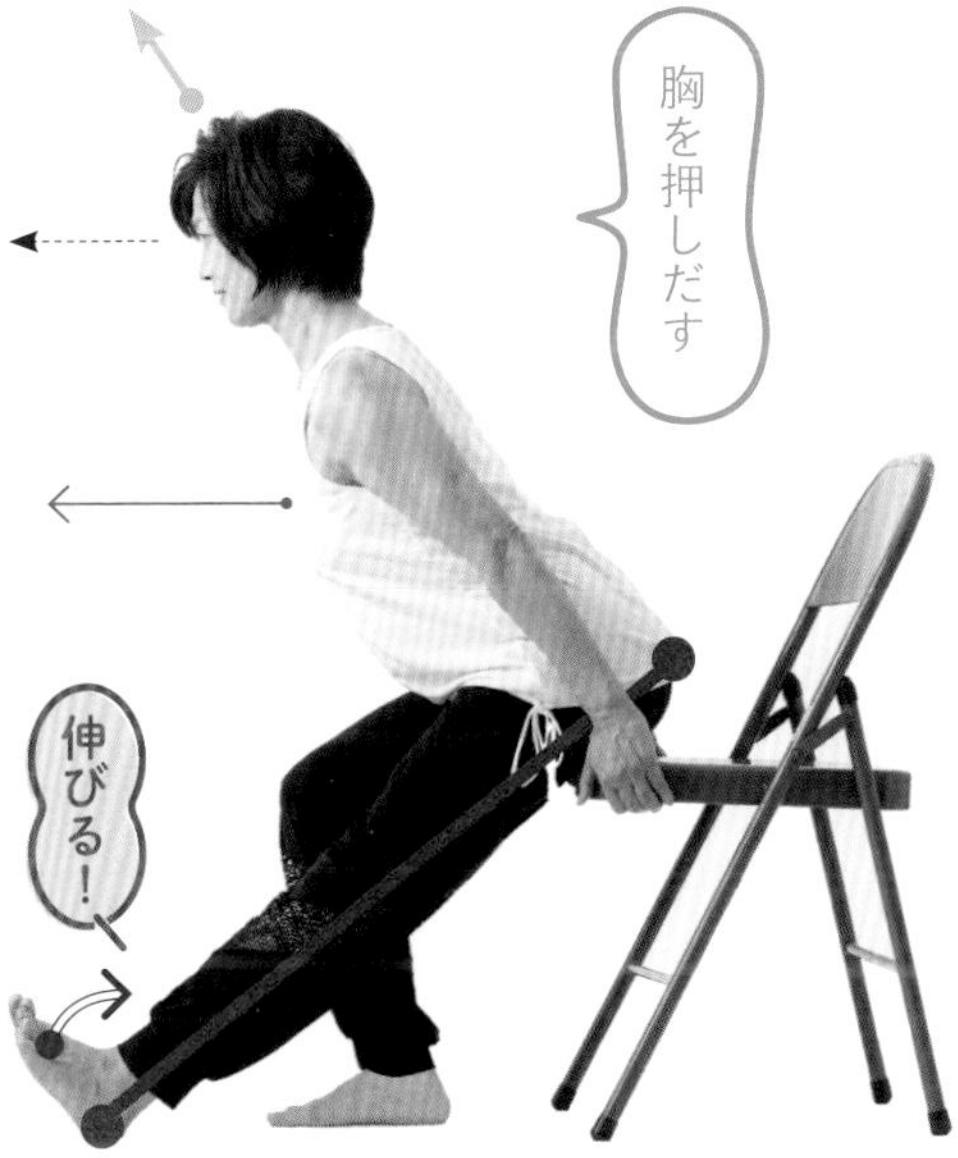
胸を押しだす
伸びる！

首のストレッチ

ヨガでは首をさまざまな方向に動かします。伸びている部分を感じながら、首まわりをまんべんなく動かしましょう。背中が丸まっていると首に負担がかかるため、なるべく**背中を伸ばしたまま動かす**ことが大切です。

お尻の下にバスタオルなどを入れると腰が自然と起きあがります。

① イスに座り首を横にたおす。反対側の肩を下げるようにして伸ばす。首筋の伸びを感じよう。

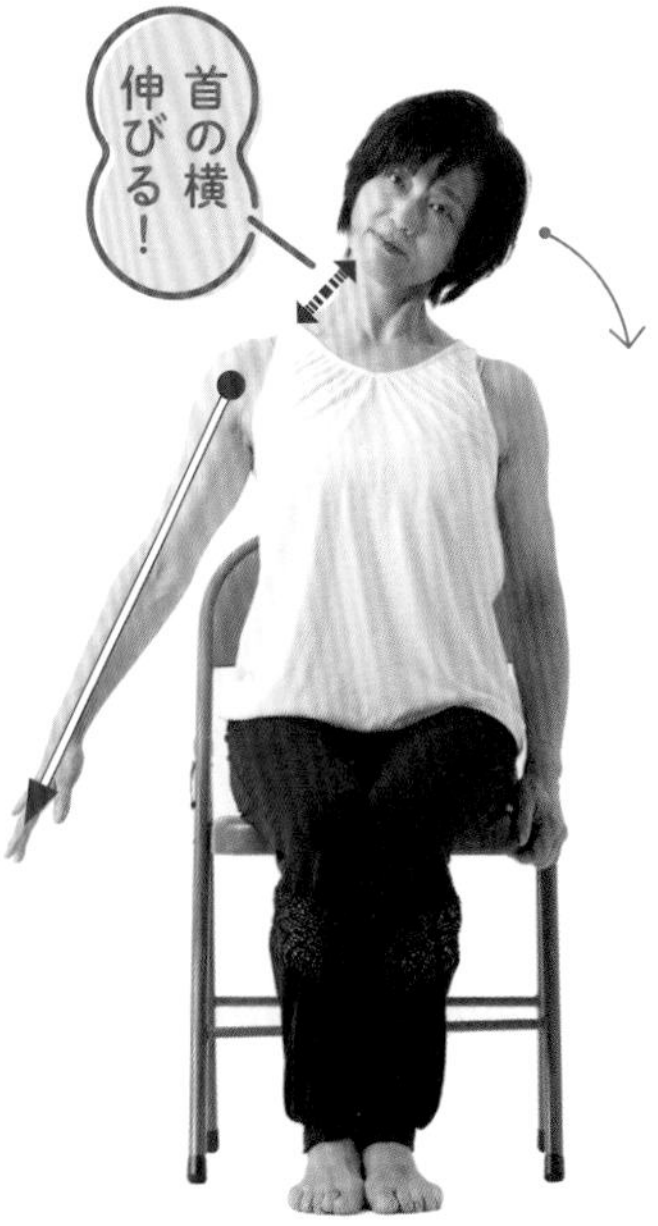

② 首を横にたおしたまま、少しひねって下を見る。

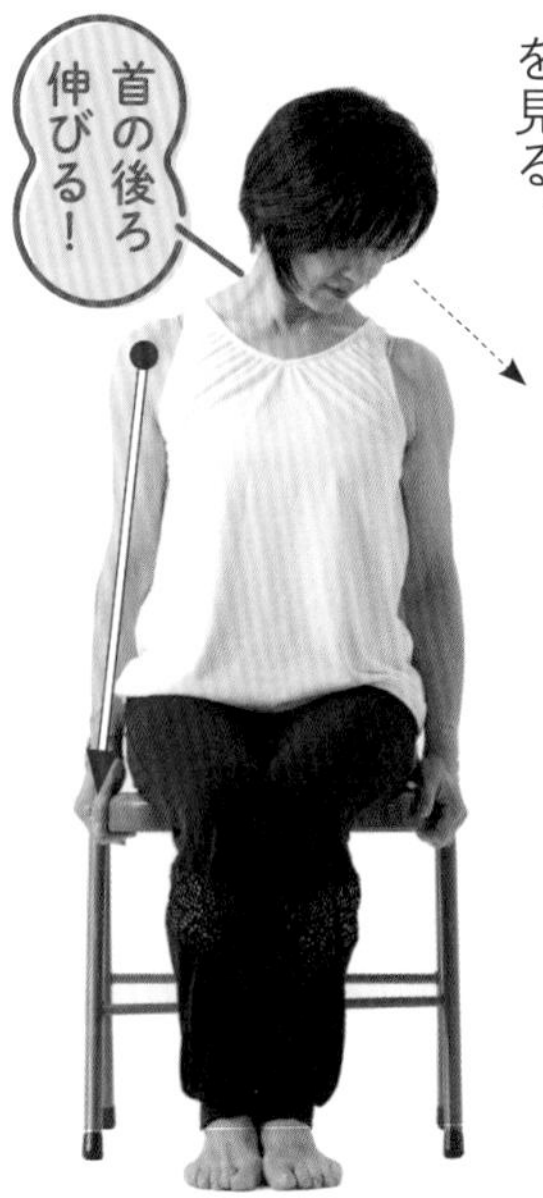

③ 首をかたむけたまま、次はのど元を上に向けるように顔をあげななめ上を見る。

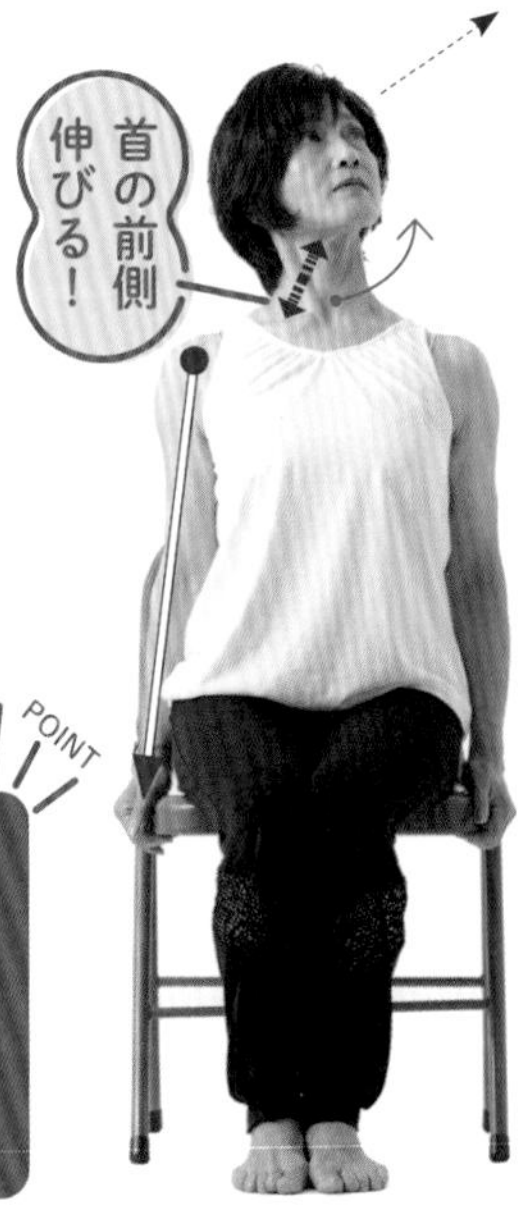

④ 左右それぞれ30秒ずつ行う。

POINT

鼻の奥から動かすイメージで。

手首のストレッチ

① 左腕を前に伸ばし、親指を手でつかんで、手の甲側へそらす。
② 手のひらを上に向けてから、手首の内側を前方に見せるようにして足の上に置く。
③ 左右それぞれ30秒ずつ行う。

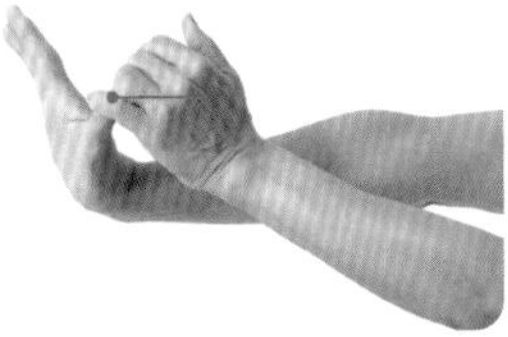

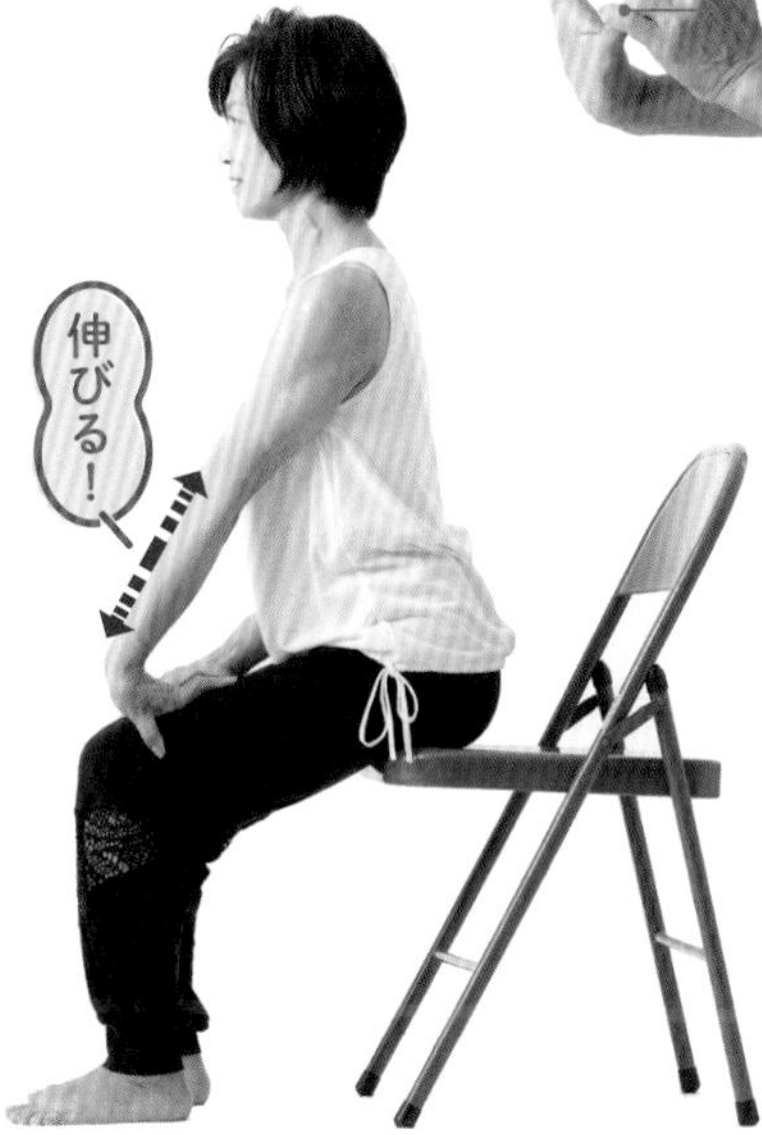

足首のストレッチ

① 右脚を左脚の上にのせ、左手の指を足裏から、足指の間に入れてつかむ。
② 足指を足の甲側へたおし、足指をそらせる。
③ そのまま手で円をえがくようにして5周足首をまわす。
④ 反対の足も同じように行う。

POINT
手の指と足の指を交互にしっかり組む

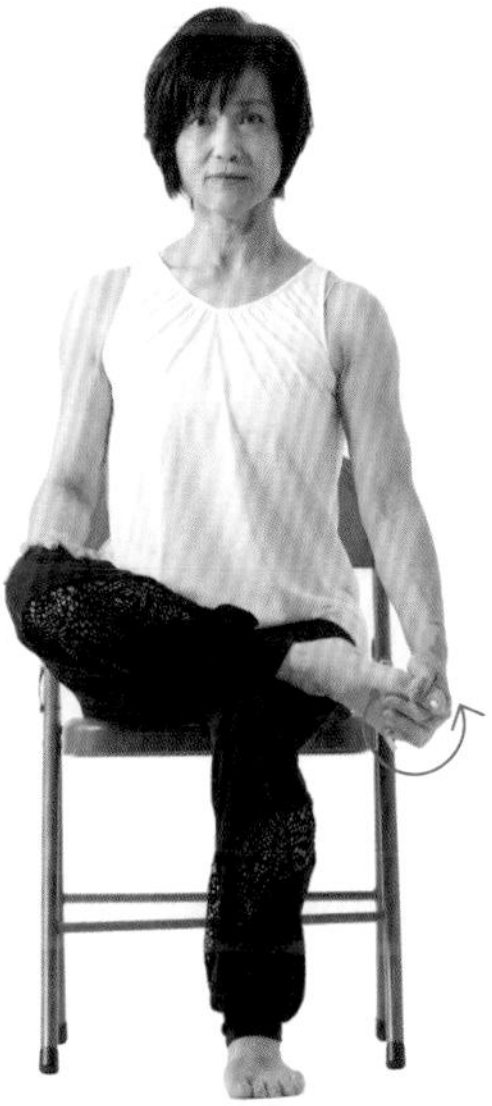

プレヨガが済んだら、より実践的なヨガにすすんでいきます。

その前に、まずは自分の伸び力をチェックして、体のどこに弱点があるのか確認しましょう。

体の硬いところがわかったら、無理してポーズをとろうせず、対応する伸びトレやポーズを集中的に行うのもおすすめです。

Check 1

仰向けに寝てバンザイし、腕を肩の高さまであげる。

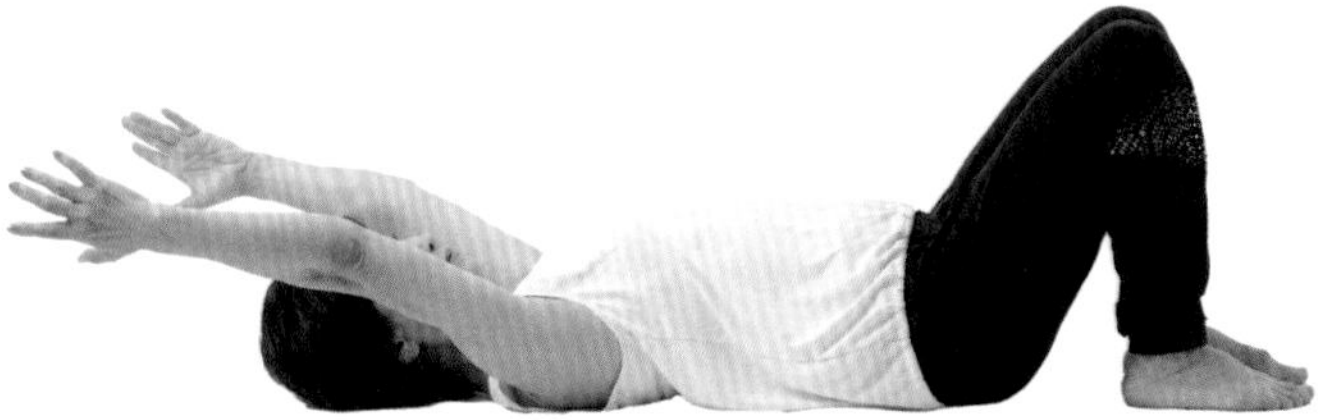

◎顔の高さまであがった
▼Check②へ

×腕があがらない！
▼背骨が硬い

【やってみよう！】
仰向け胸伸ばし（P74）
のど元を持ちあげる（P76）
片胸を開く（P83）
キャット&カウ（P108）

Check 2

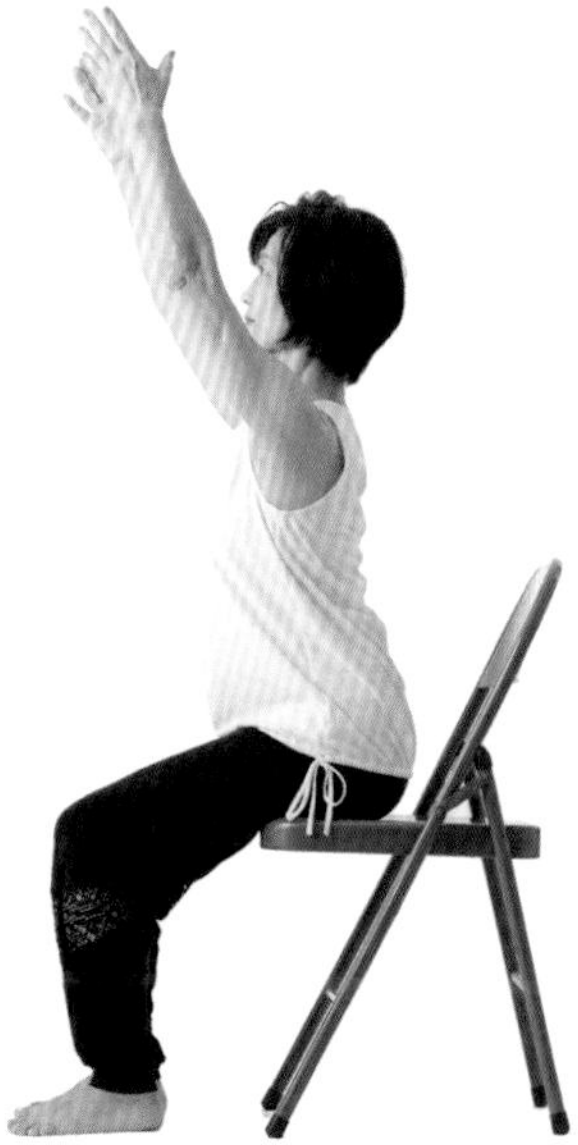

イスに軽く座ってバンザイし、腕をあげる。

◎目の高さまであがった
▼Check③へ
×あがらない！
▼上に伸びる筋力が弱い

【やってみよう！】
手を上にあげるポーズ（P94）
頭頂プッシュ（P79）
ヒップアップ（P80）
ダウンドッグ（P110）

Check 3

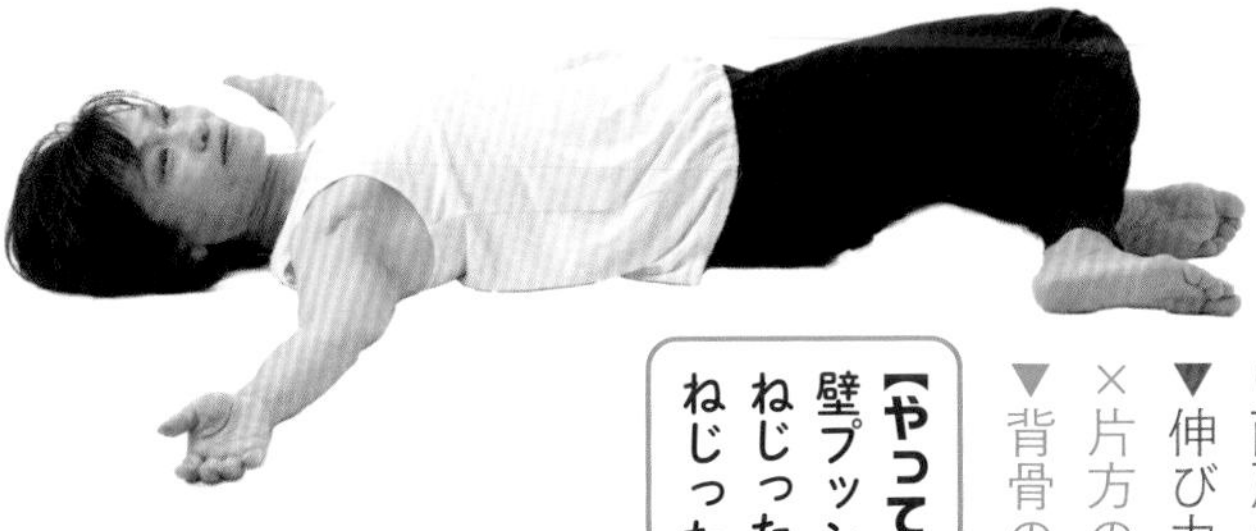

仰向けで左右に両手を広げ、両ひざを横にたおす。

◎両肩が床についている
▼伸び力バッチリ！
×片方の肩が浮いてしまう
▼背骨のねじりが硬い

【やってみよう！】
壁プッシュ（P84）
ねじった戦士のポーズ1（P100）
ねじったワニのポーズ（P115）

②伸びトレ

「**伸びトレ**」は、**アーサナをよりかんたんにアレンジした運動**です。

壁やイスを使って、歳とともに硬くなりやすくなった背骨や股関節《こかんせつ》などの伸びる力をサポートします。

アーサナは基本的にいくつかの伸びトレの**組み合わせ**でできているため、まずは伸びトレで正しい体の使い方を確認してから、アーサナの練習にうつりましょう。

自分の体の声に耳を傾けながら、体の使い方を一つずつチェックします。**なるべく目を閉じて感覚を味わう**ことがポイントです。

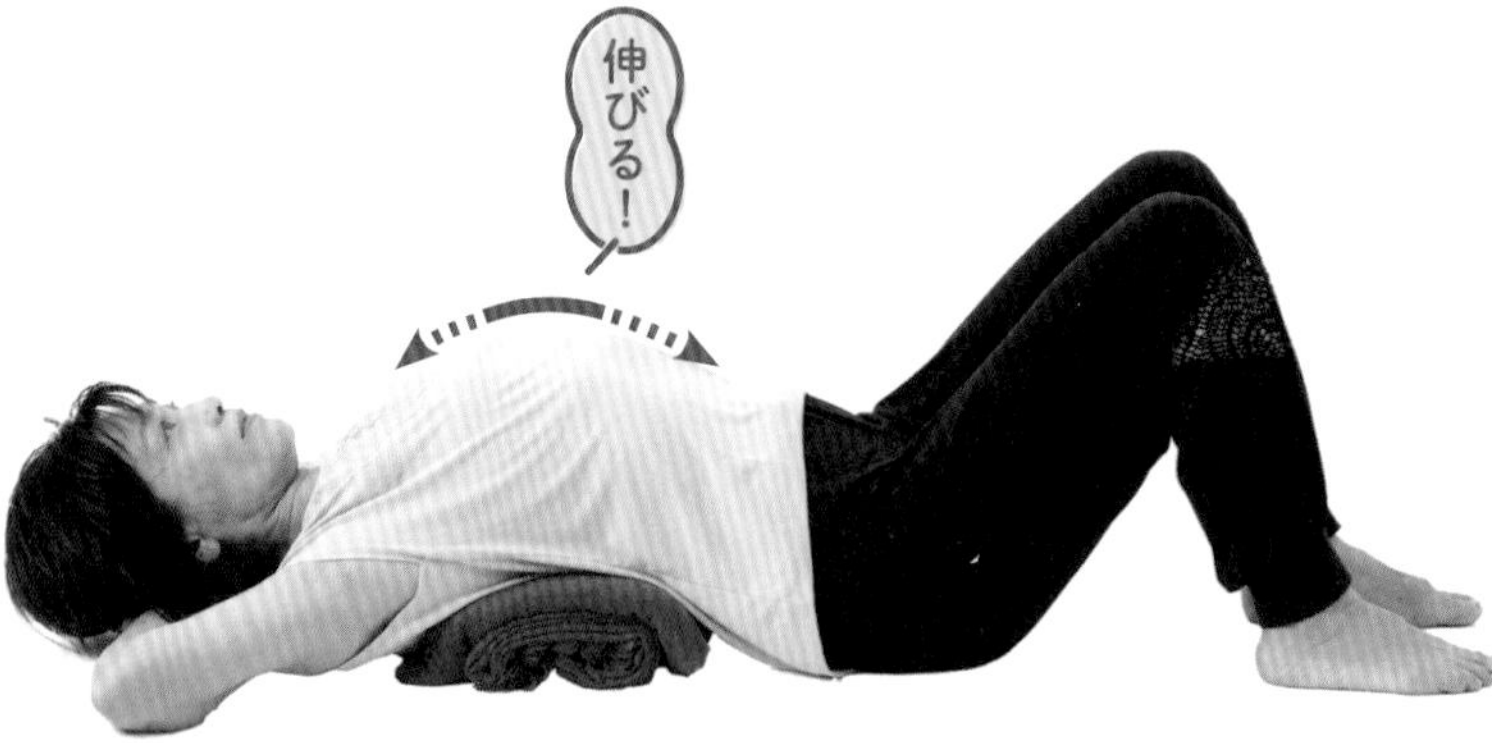

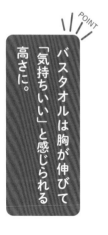

仰向け胸伸ばし

① 丸めたバスタオルやたたんだクッションを床に横向きに置き、それに肩甲骨の下あたりが当たるようにして仰向けになる。

② 両手は横に伸ばすか、首の後ろで組む。

③ 力を抜いてリラックスし、お腹や胸・わきの伸びを感じる。

④ 3～5呼吸体勢をキープする。

POINT

バスタオルは胸が伸びて「気持ちいい」と感じられる高さに。

座ってハンモック

① イスに座り、首の後ろで手を組む。

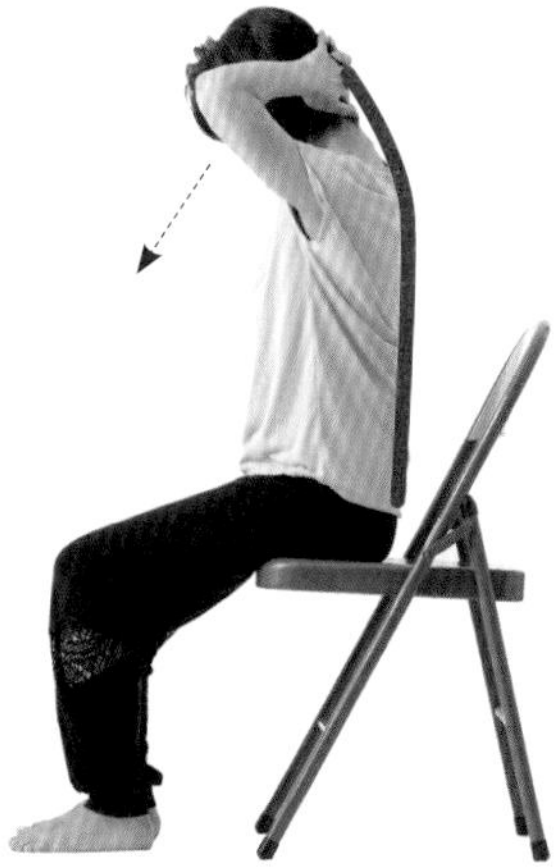

POINT

ひじは広げすぎず、目で見える幅に。

② ハンモックに寄りかかるように後頭部で手を押すと、頭が持ちあがり、お腹が伸びる。

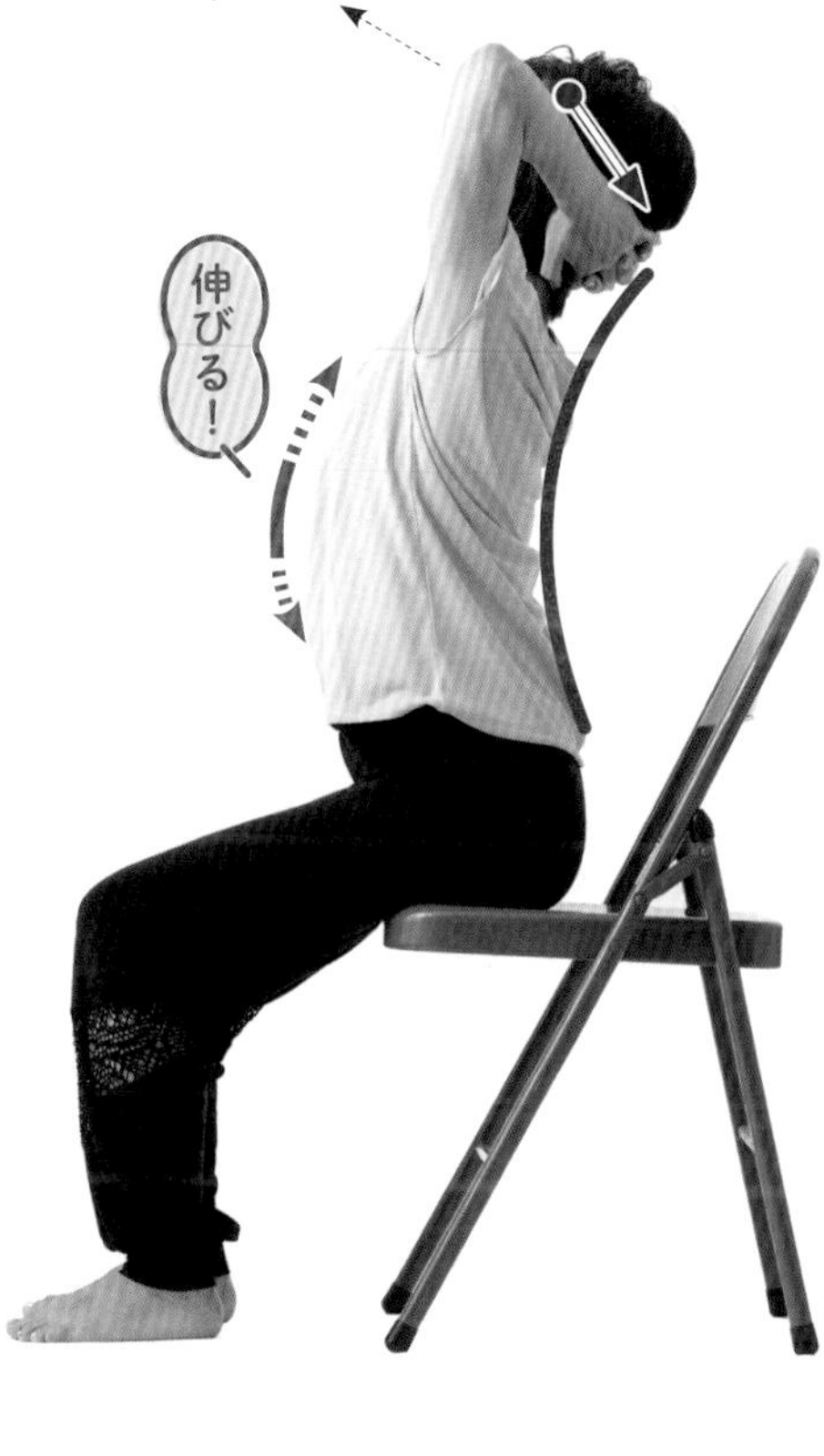

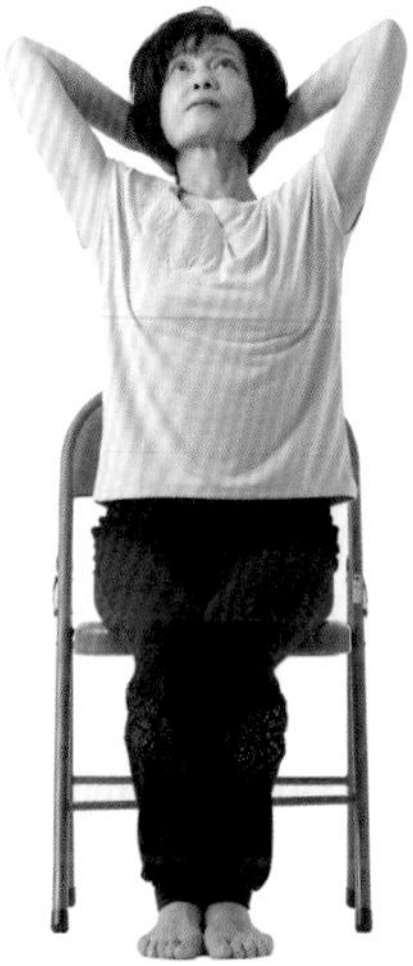

のど元を持ちあげる

猫背は背中が丸まった状態と思われていますが、実は**のど元が下がった状態**です。

のど元が下がっていると、胸が下がり、頭が前にでてしまいます。すると、呼吸が浅くなって肩こり頭痛が起きたり、のどの筋力がはたらきにくくなることで食べものが飲み込みづらくなったりします。

猫背改善には、のど元を引きあげるイメージが何より大切です。

① イスに座り、両手をお尻の後ろに置く。

② あごを引いたまま、手を下に押して胸を持ちあげる。

③ 脱力して背中を丸める。①～③を3～5回繰り返す。

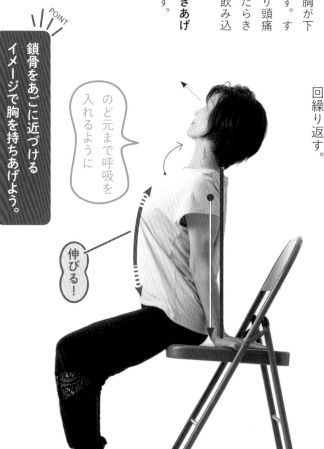

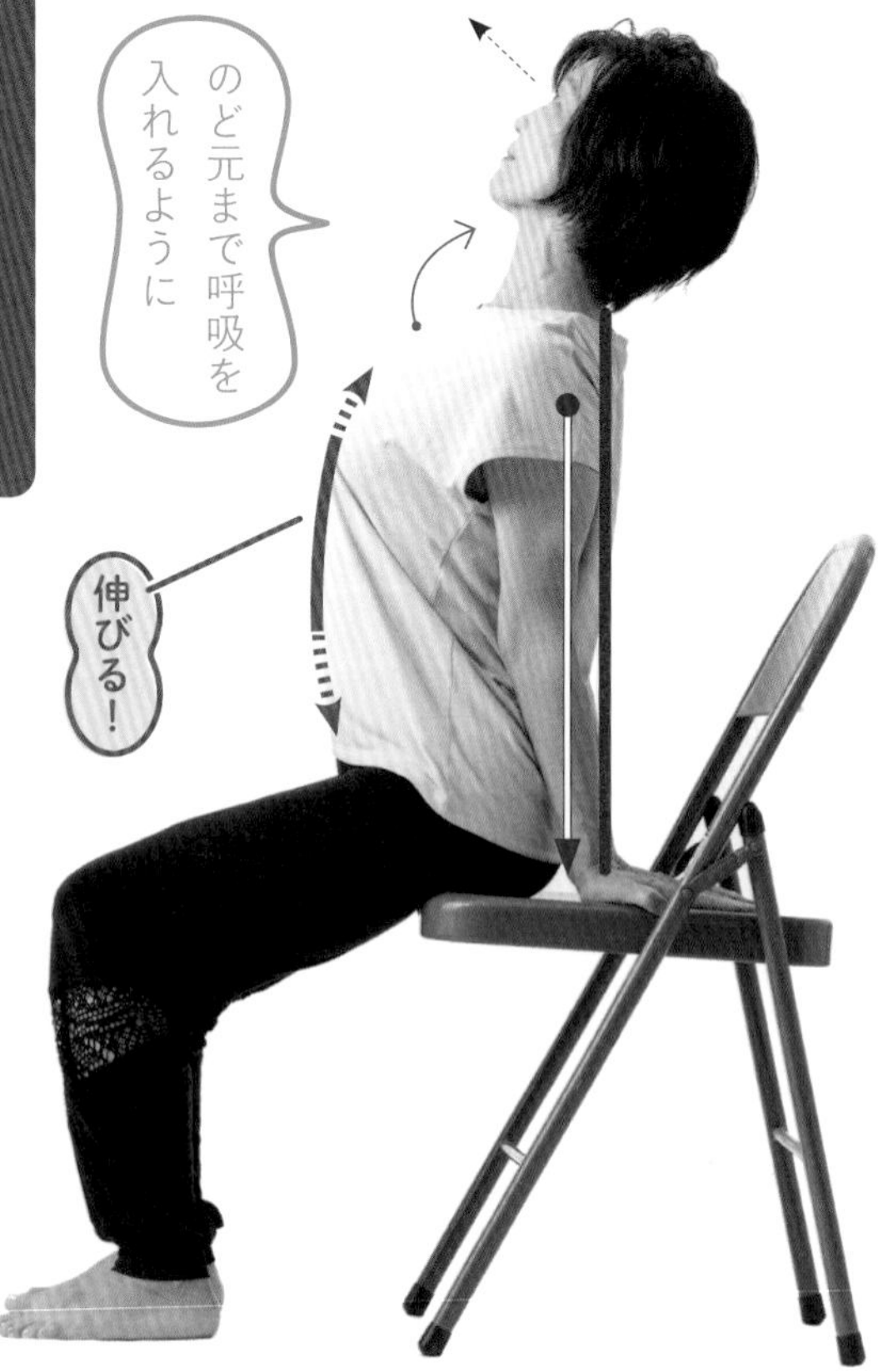

POINT

鎖骨をあごに近づけるイメージで胸を持ちあげよう。

正面から見るとこんな感じ

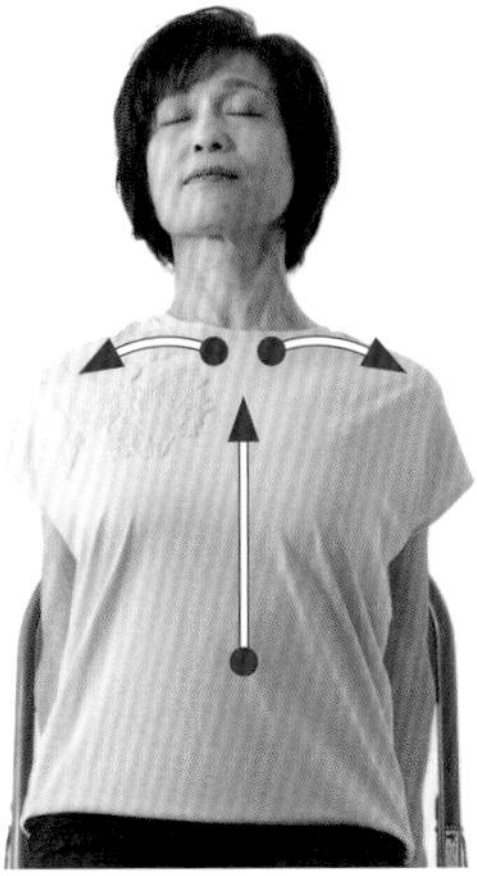

胸があがると横に広がる

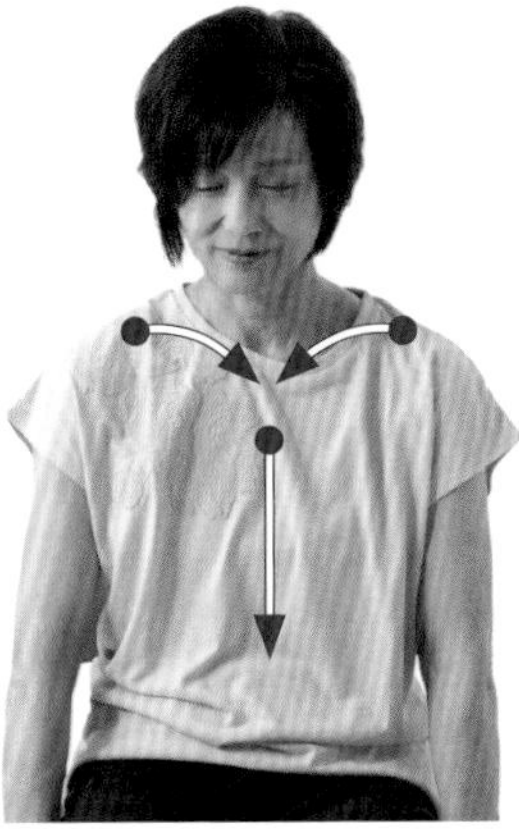

脱力すると胸が閉じる

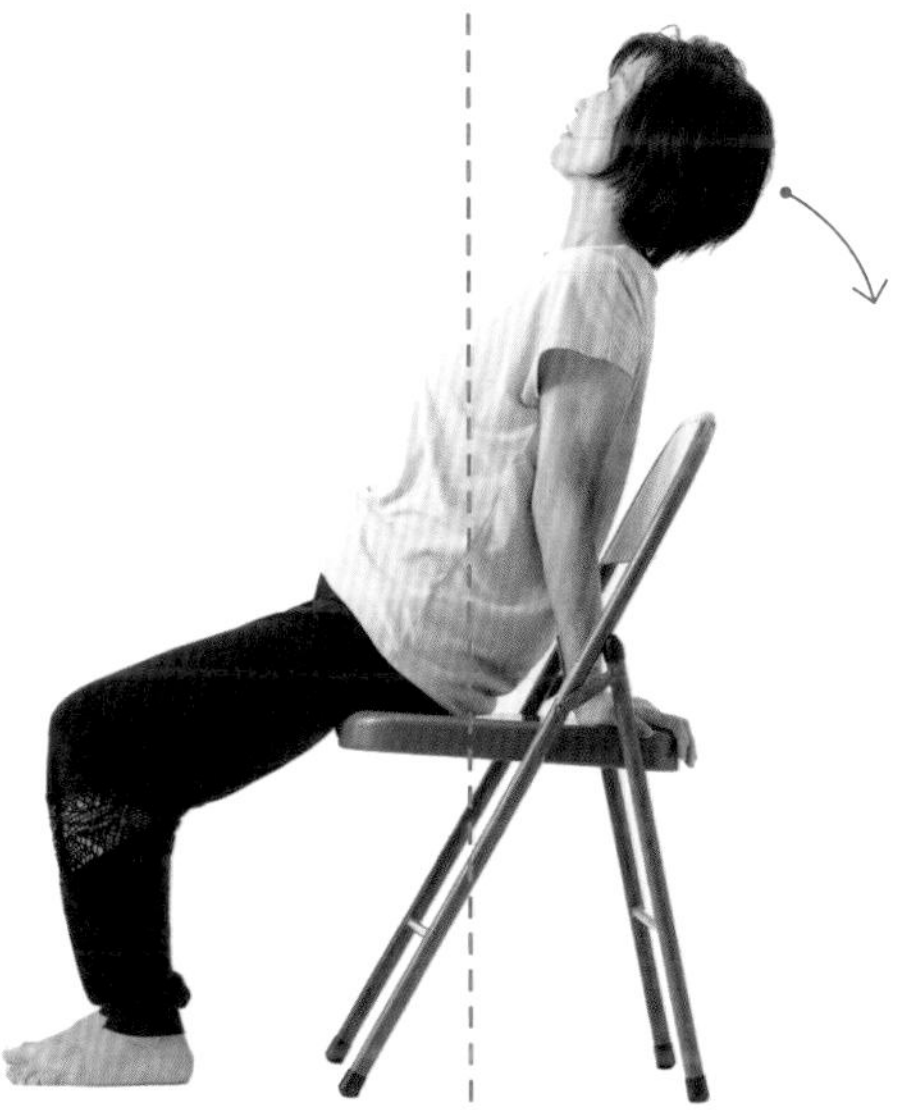

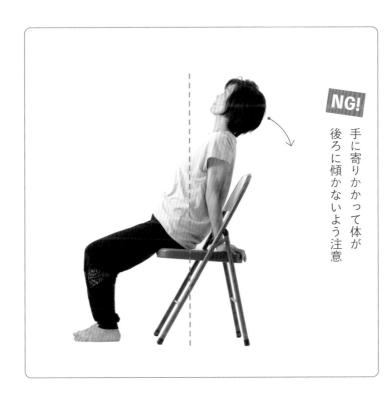

NG!

手に寄りかかって体が後ろに傾かないよう注意

雑巾がけ

① 壁に向かって立ち、両手をあげて壁につく。

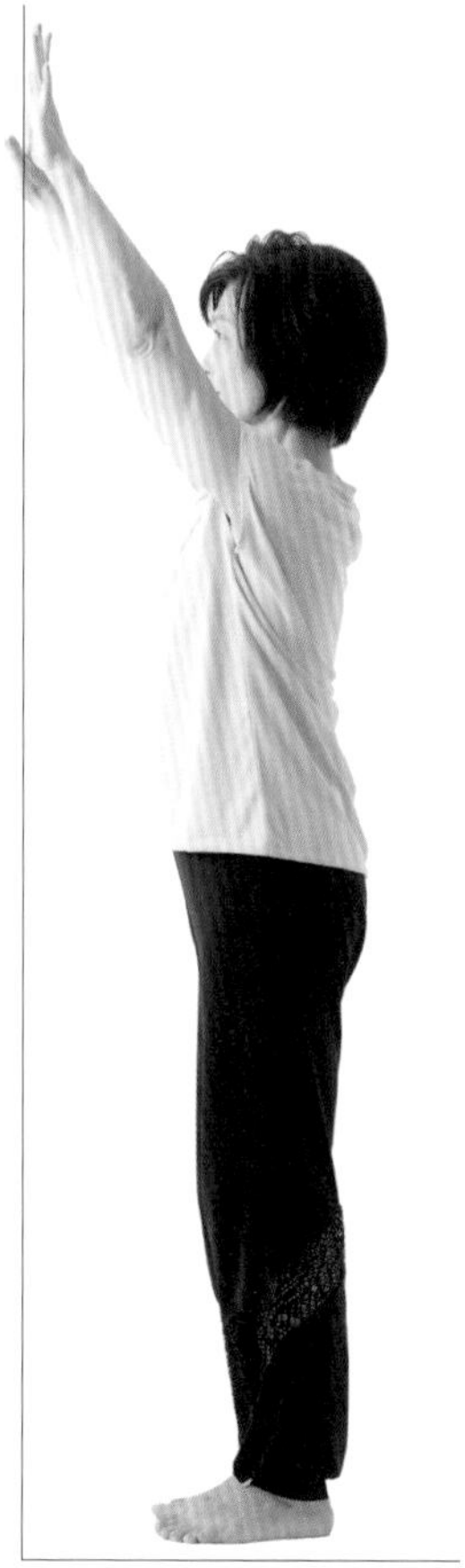

POINT
わきからお腹が締まるのを感じよう。

② **手を見ながら、**へそを持ちあげるようにして両手を上にすべらせる。

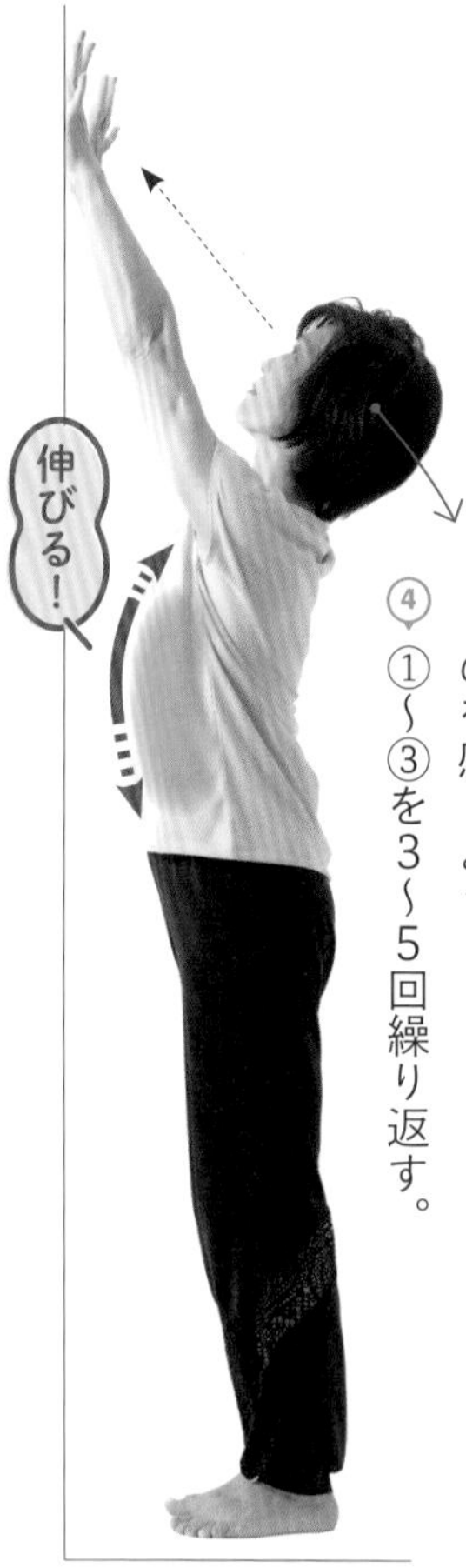

③ わきを締めるように**肩のつけ根から**腕全体で壁を押す。肩甲骨が体の横にすべりでてくるのを感じよう。

④ ①〜③を3〜5回繰り返す。

頭頂プッシュ

①イスに浅く座り、両手を重ねて頭頂に置く。

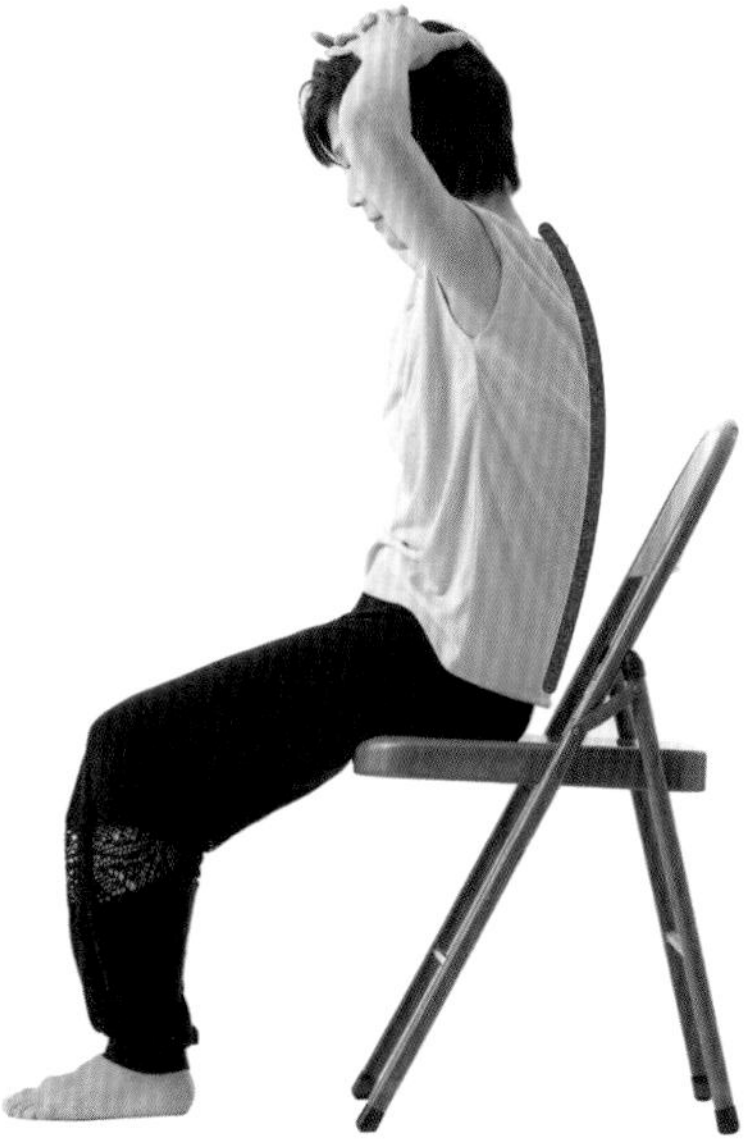

②頭頂で手を押しあげるように上に伸ばし、遠くを見る。

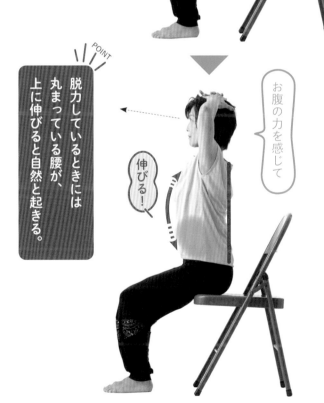

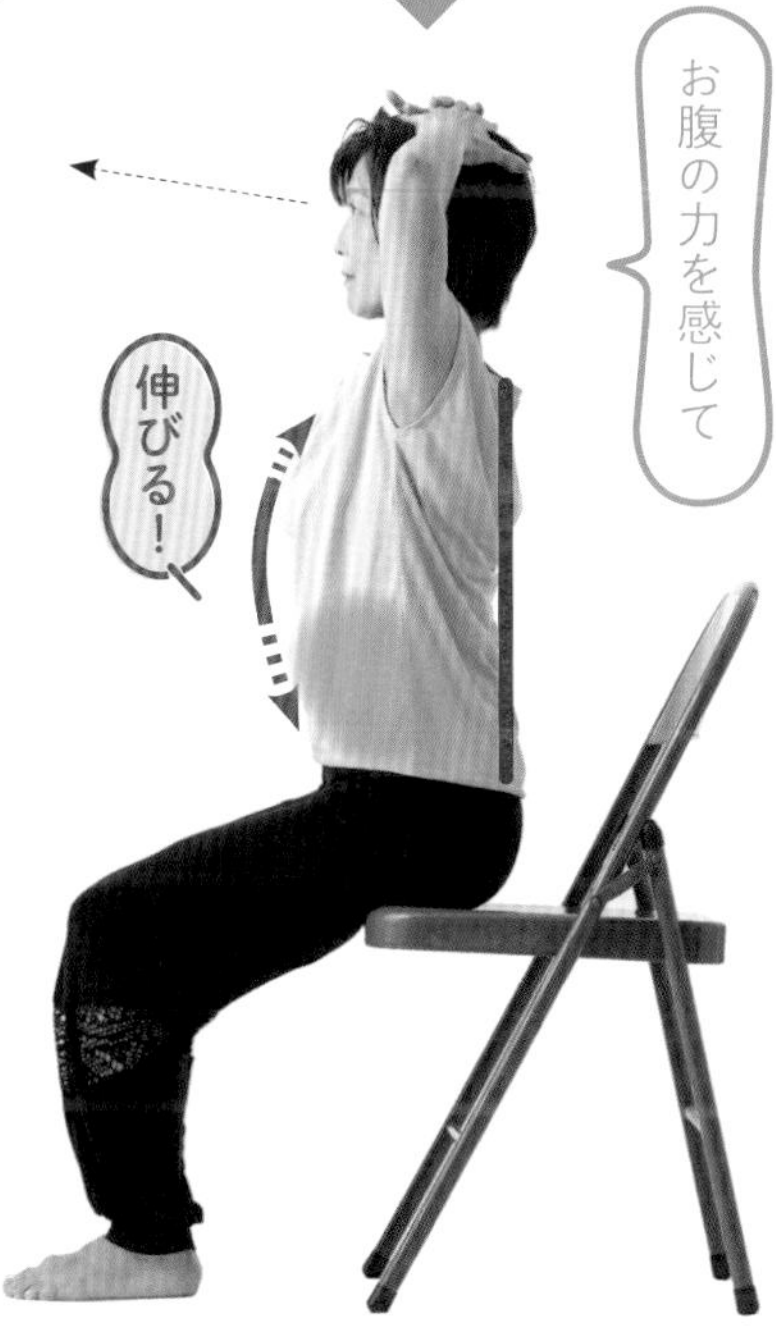

POINT

脱力しているときには丸まっている腰が、上に伸びると自然と起きる。

ヒップアップ

①まっすぐ立ち、肩甲骨を寄せるようにして腰の背中側に手を当てる。

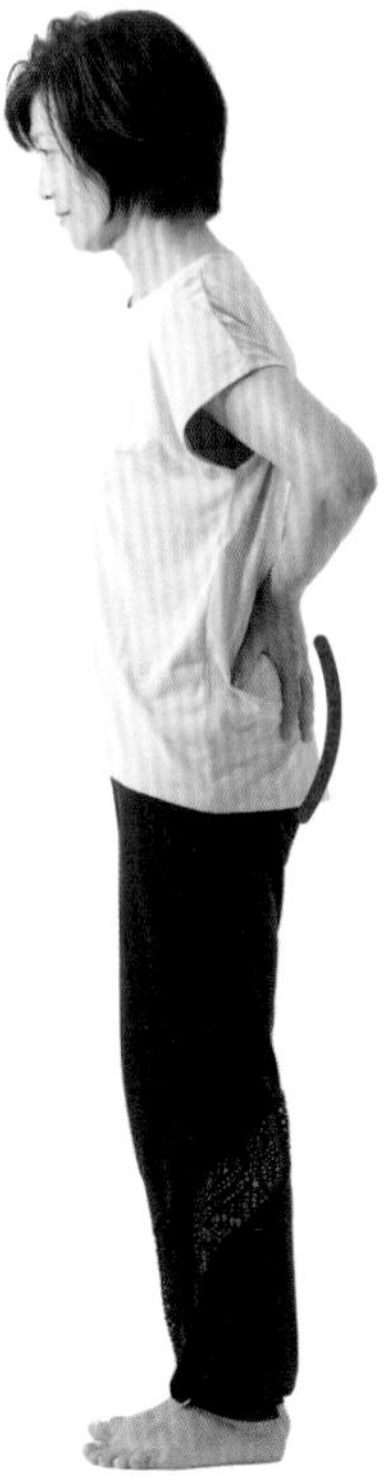

②頭を持ちあげて**遠くを見る**。
腰で手を押しだすように軽くお尻を突きだす。

③①〜②を3〜5回繰り返す。

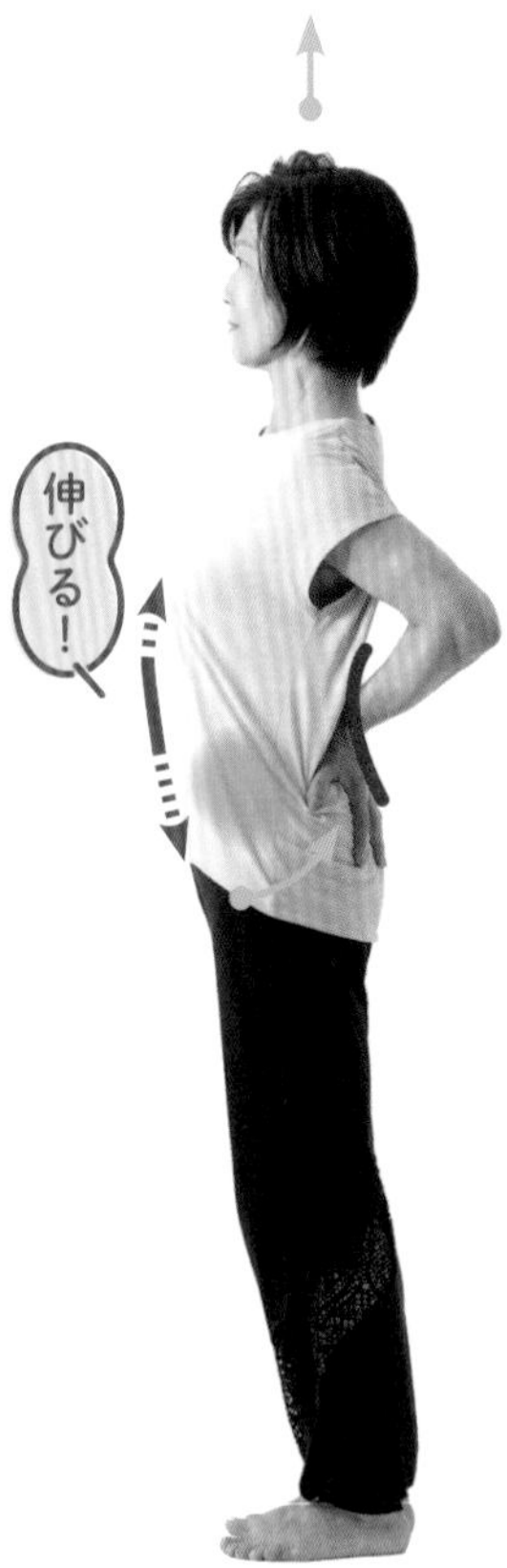

POINT
お腹に自然な力が入り、足のつけ根が内側に引き込まれるのを感じて。

空気イス

① 足を肩幅に開いて立つ。イスの背や机に手をついて遠くを見る。

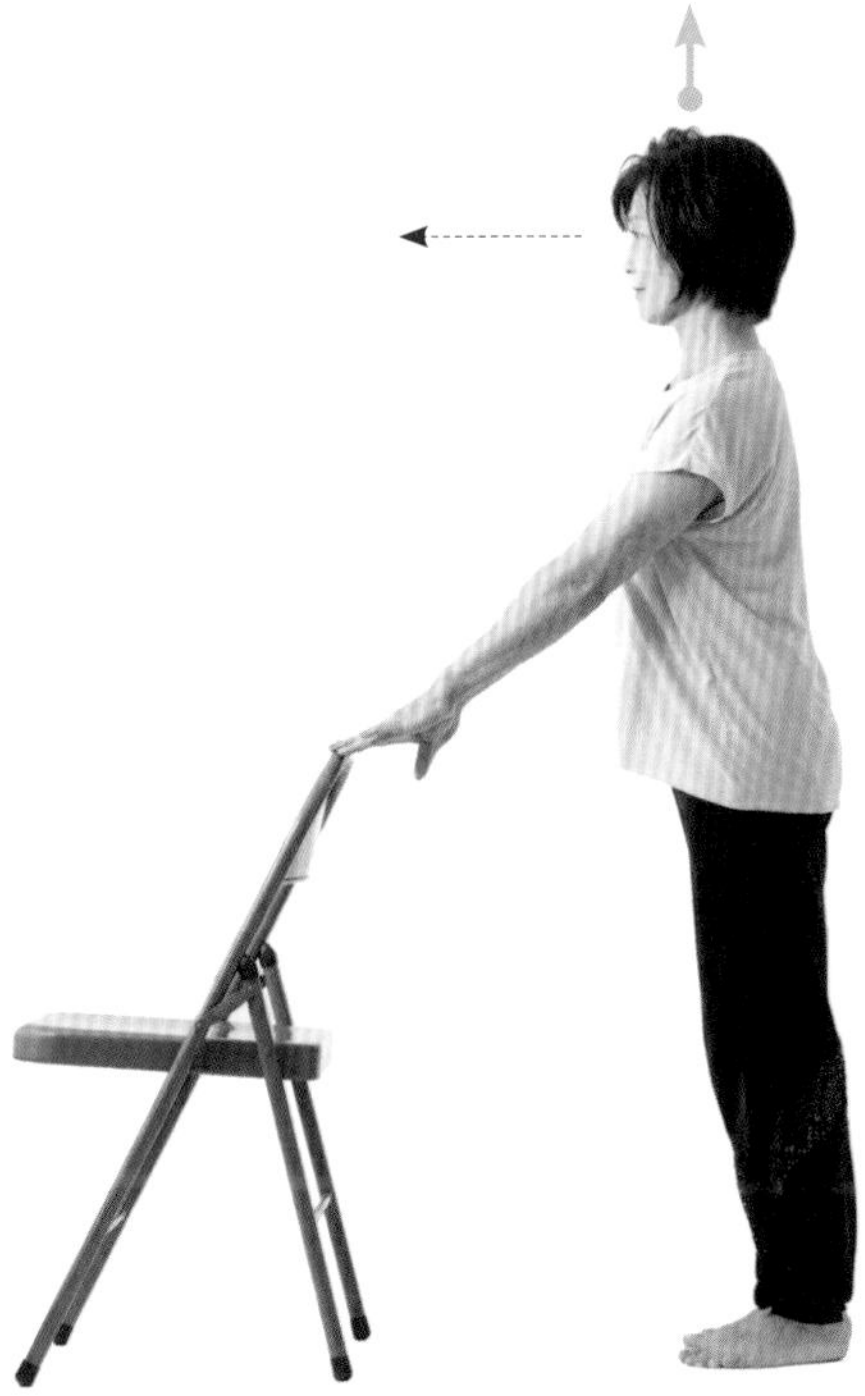

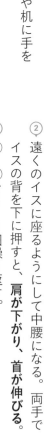

POINT

頭頂とお尻でひっぱり合うようにして背中を伸ばそう。

② 遠くのイスに座るようにして中腰になる。両手でイスの背を下に押すと、**肩が下がり、首が伸びる。**

③ ①～②を3～5回繰り返す。

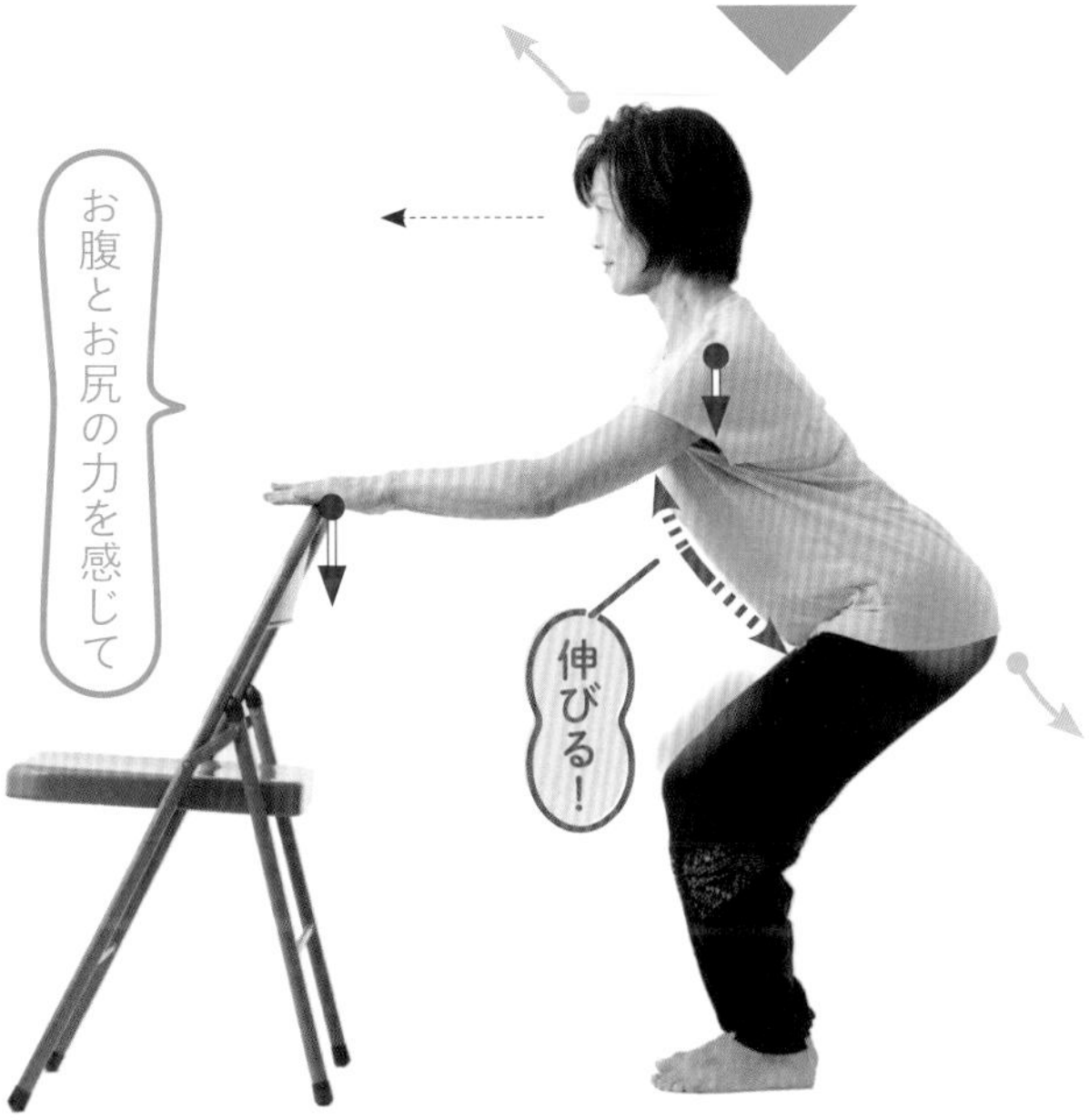

胸のダイヤルをまわす

①イスに浅く腰かけ、脚を左右に大きく開く。
②右腕を高く上にあげる。
③左腕はひじを左ももの上に置く。ぐっとひざを押すと、右側の体の側面が伸びる。
④右手の指先を見ながら、**遠くのものをとるように**右腕を伸ばす。
⑤左右それぞれ3～5呼吸体勢をキープする。

POINT
ポーズが完成したらゆっくりと呼吸し、わきの下を内側から広げる。

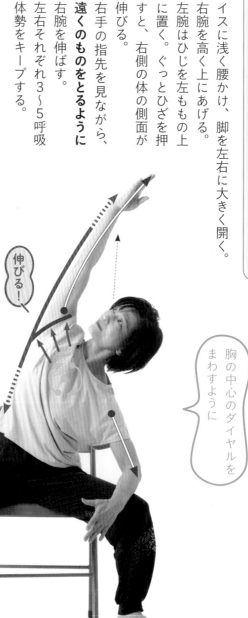

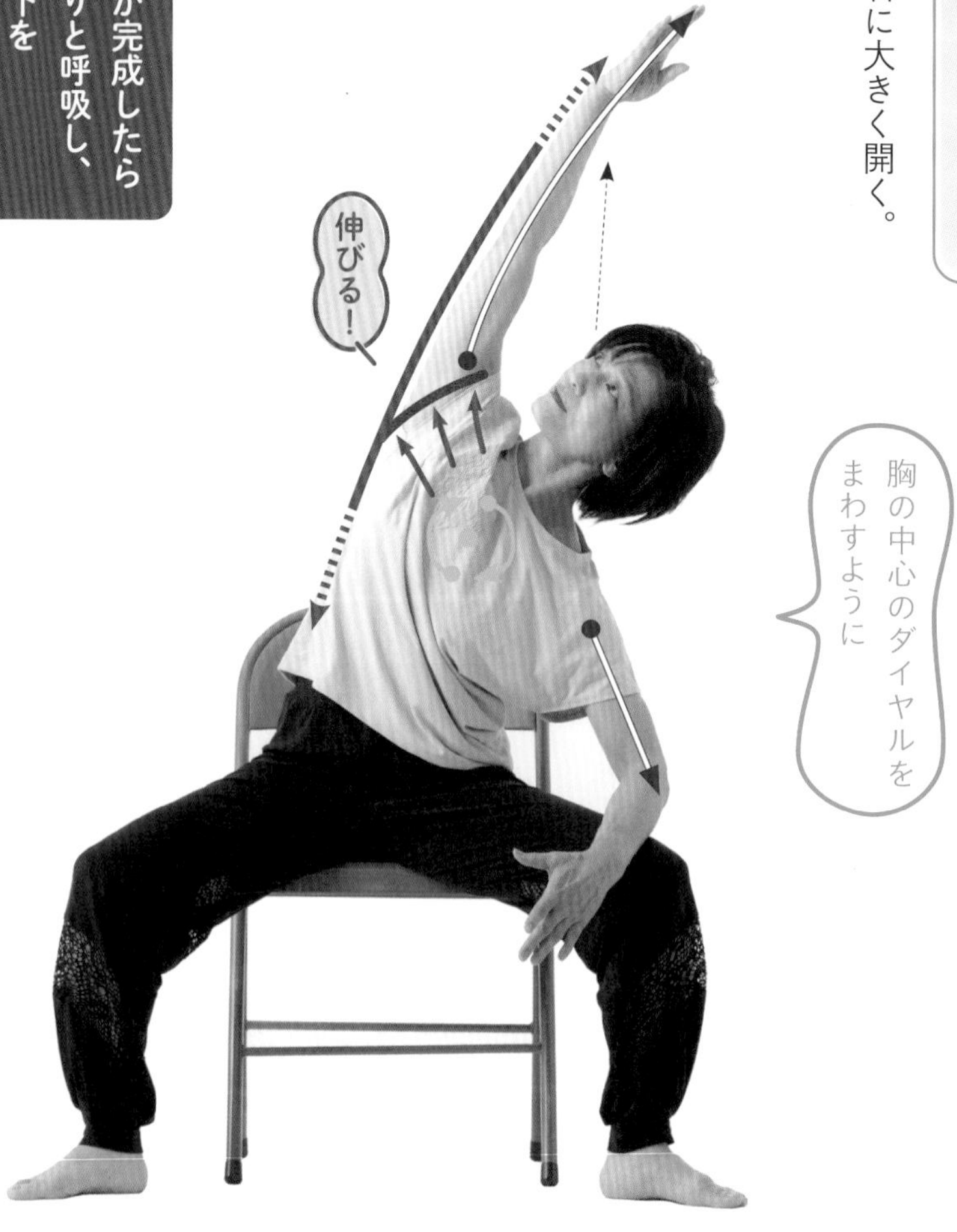

片胸を開く

① イスに座り、右手を左側の胸に置く。

② 左手はお尻のすぐ後ろに置き、イス座面を押して、腰を伸ばすサポートをする。

③ 左に向かって、**遠くを見るように**して上半身をねじる。

④ 左右それぞれ3～5呼吸体勢をキープする。

手で胸を持ちあげ遠くを見る
伸びる！

伸びる！
胸が開く

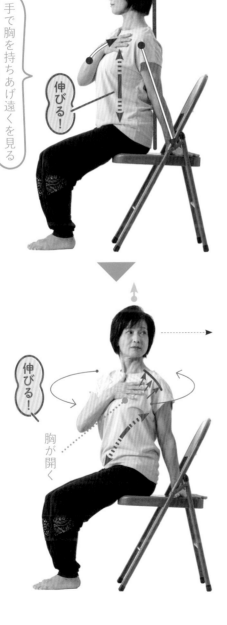

POINT

手を当てた胸に呼吸が入るのを感じよう。

壁プッシュ（胸を開く）

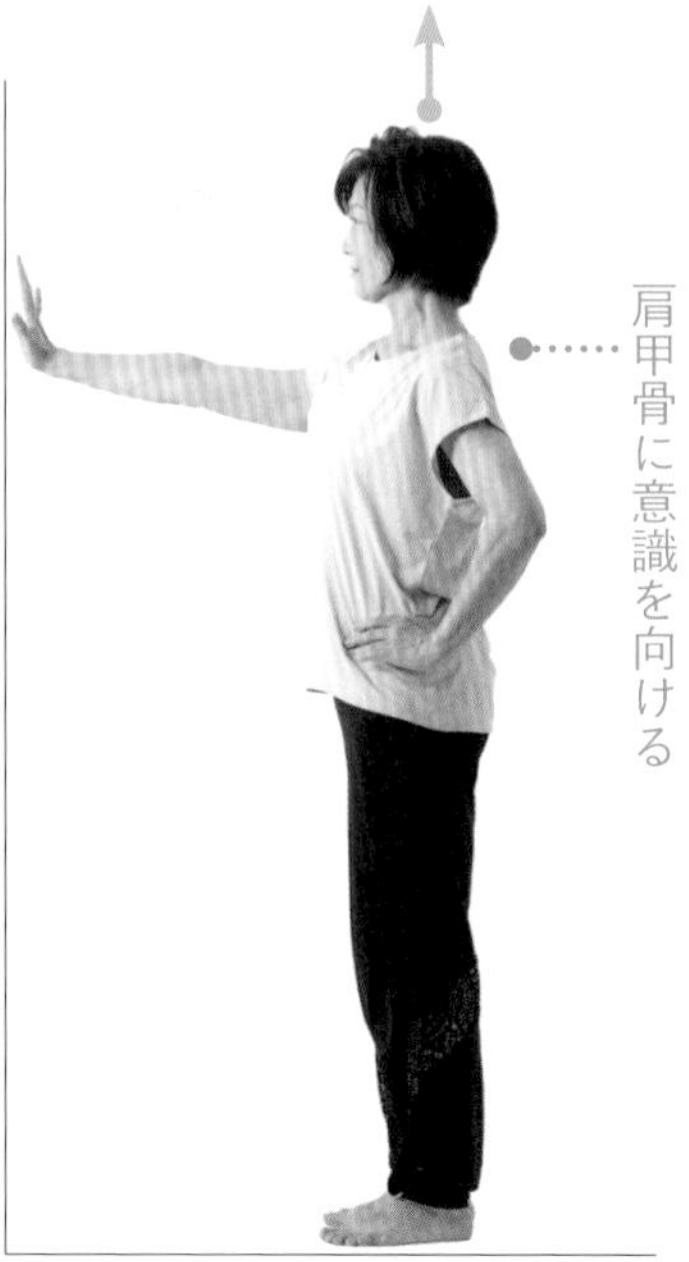
肩甲骨に意識を向ける

①壁と向かい合わせに立つ。右手を壁、左手を腰の横に置き、頭を引きあげる。

②**肩のつけ根から**壁を押し、遠くを見ながら後ろをふり返るように左方向に上半身をねじる。

③このとき腰ごとねじらないように、**左腰を前に押しだす**イメージでへそを正面に保つ。

④開いた胸に入る呼吸を感じて、左右それぞれ3～5呼吸体勢をキープする。

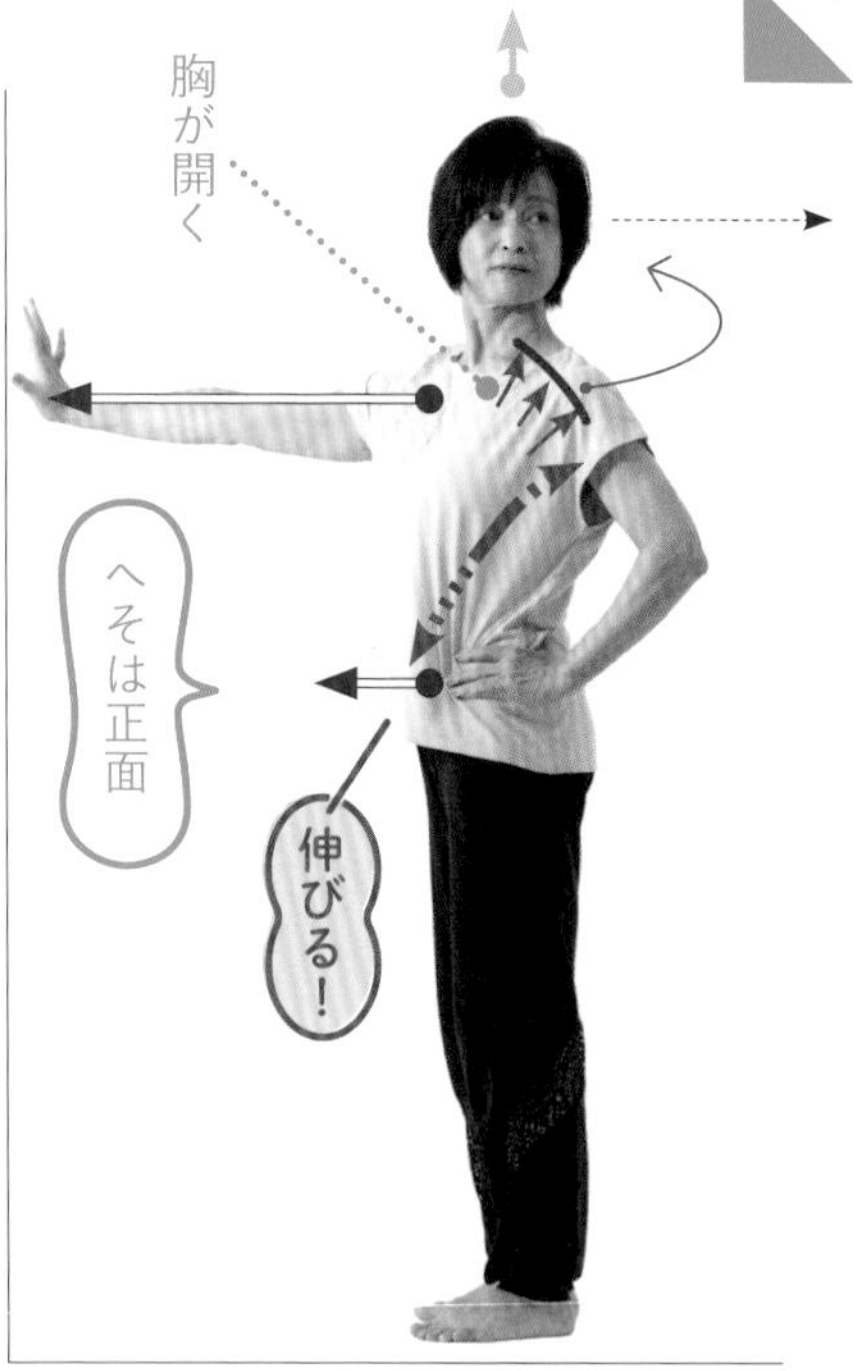
胸が開く
へそは正面
伸びる！

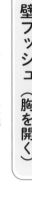

POINT

手をついた方の肩甲骨を押しだすと反対の胸が開くのを感じて。

ヒップサークル

① 四つばいになる。
② 円を描くようにお尻をまわす。
③ 腰からお尻まわりの伸びを感じて右まわり、左まわりそれぞれ5周ずつ行う。

POINT
手幅・ひざ幅を広くとると、より大きな動きになる。

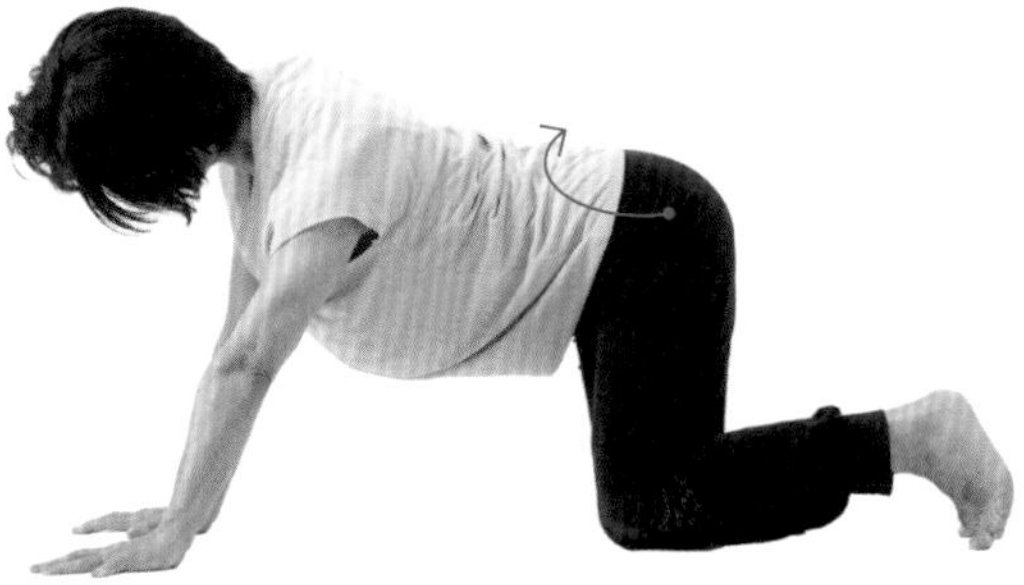

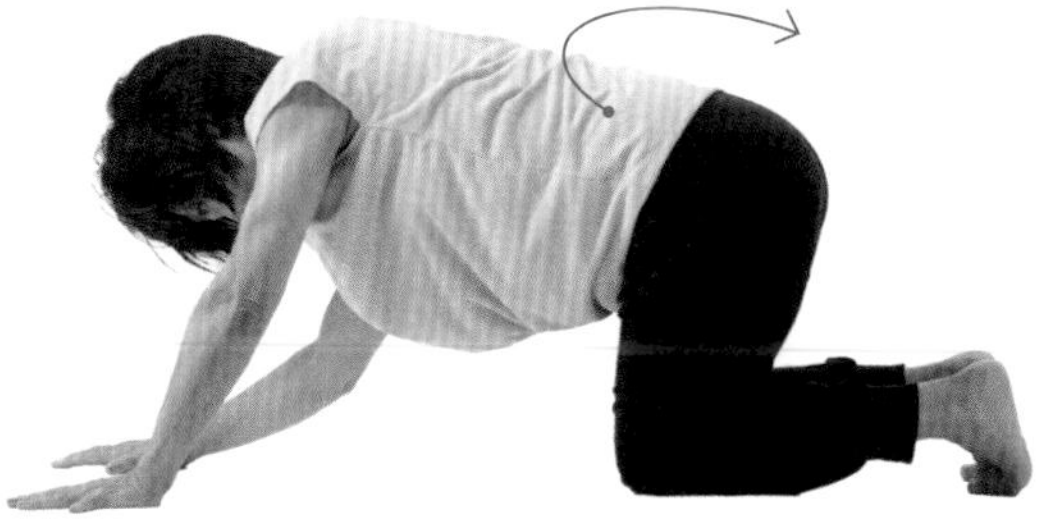

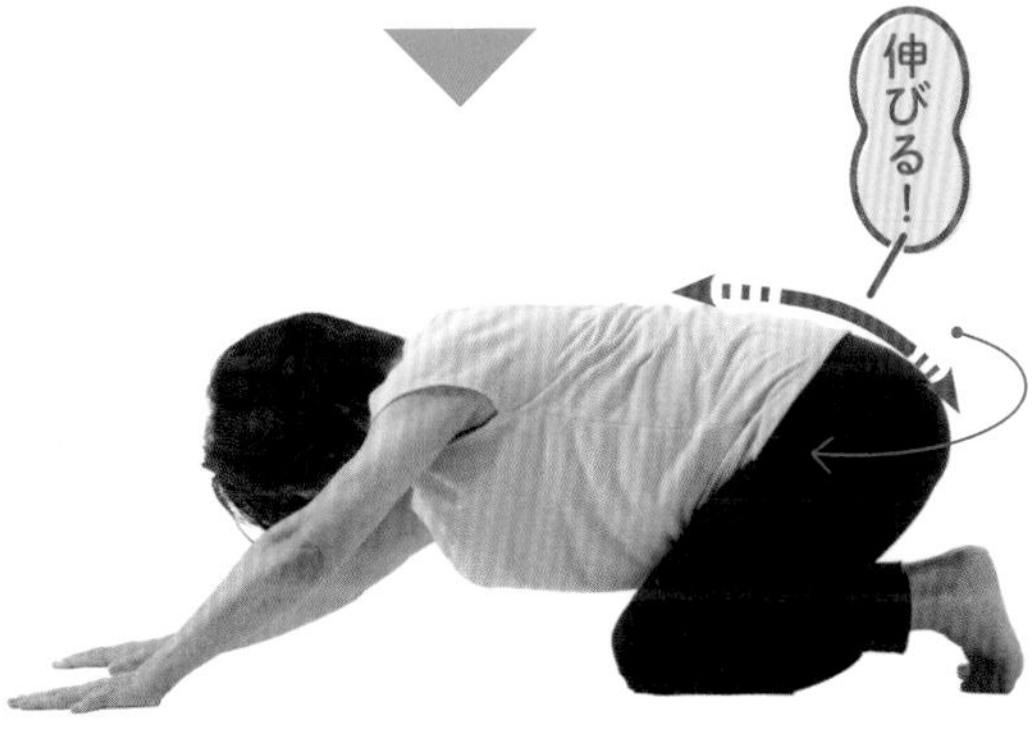

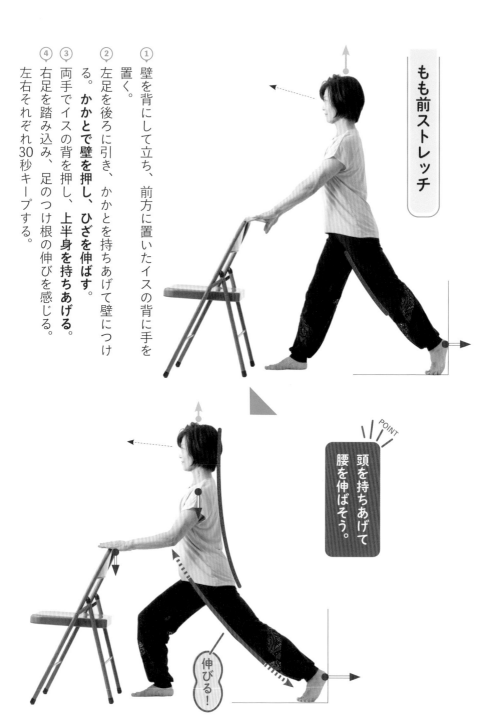

もも前ストレッチ

① 壁を背にして立ち、前方に置いたイスの背に手を置く。

② 左足を後ろに引き、かかとを持ちあげて壁につける。**かかとで壁を押し、ひざを伸ばす。**

③ 両手でイスの背を押し、**上半身を持ちあげる。**

④ 右足を踏み込み、足のつけ根の伸びを感じる。

左右それぞれ30秒キープする。

POINT

頭を持ちあげて腰を伸ばそう。

一本橋バランス

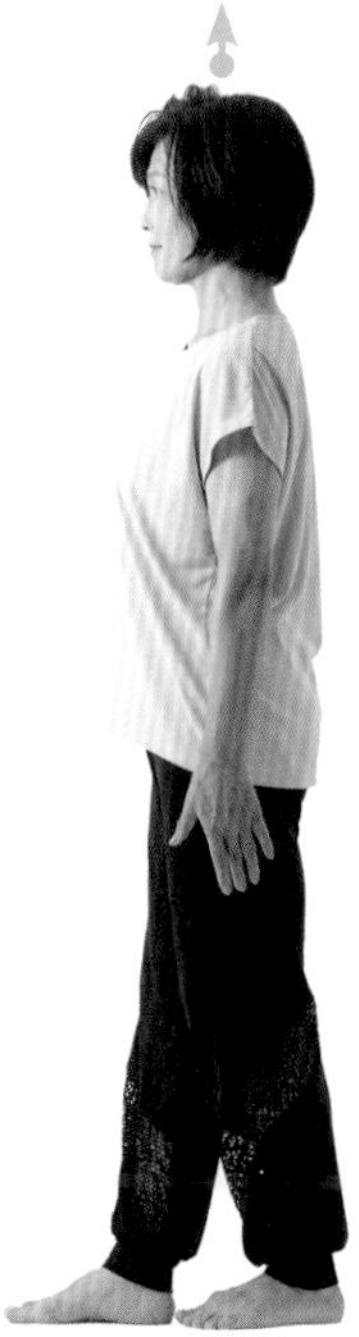

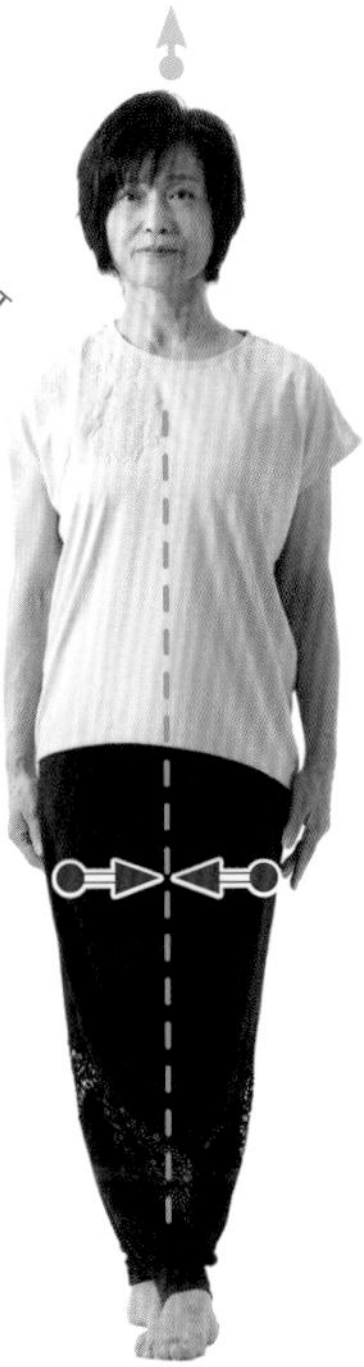

POINT

足の内側に重心が集まり体の中心の軸が強くなるのを感じよう。

① 一本橋をわたるように両足を前後に並べて立つ。

② **頭を引きあげ、遠くを見る。**何かを挟むように内ももを締める。

③ 後ろ足に重心を移し、前足はかかとをあげて、つま先のみ床に触れる。

④ そのまま前足のももをあげ、つま先を地面から数センチ浮かす。

⑤ 左右それぞれ30秒キープする。

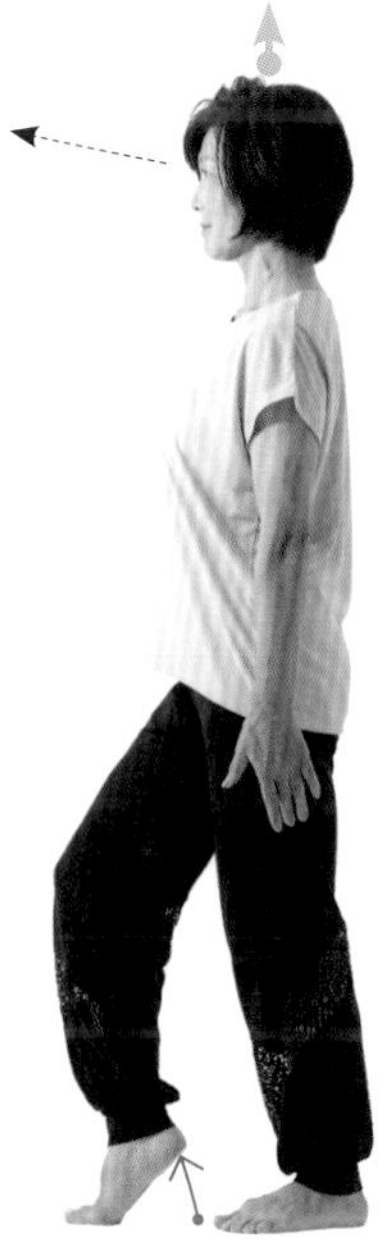

POINT

④の動きが難しければ②や③まででもOK！

腰ストレッチ

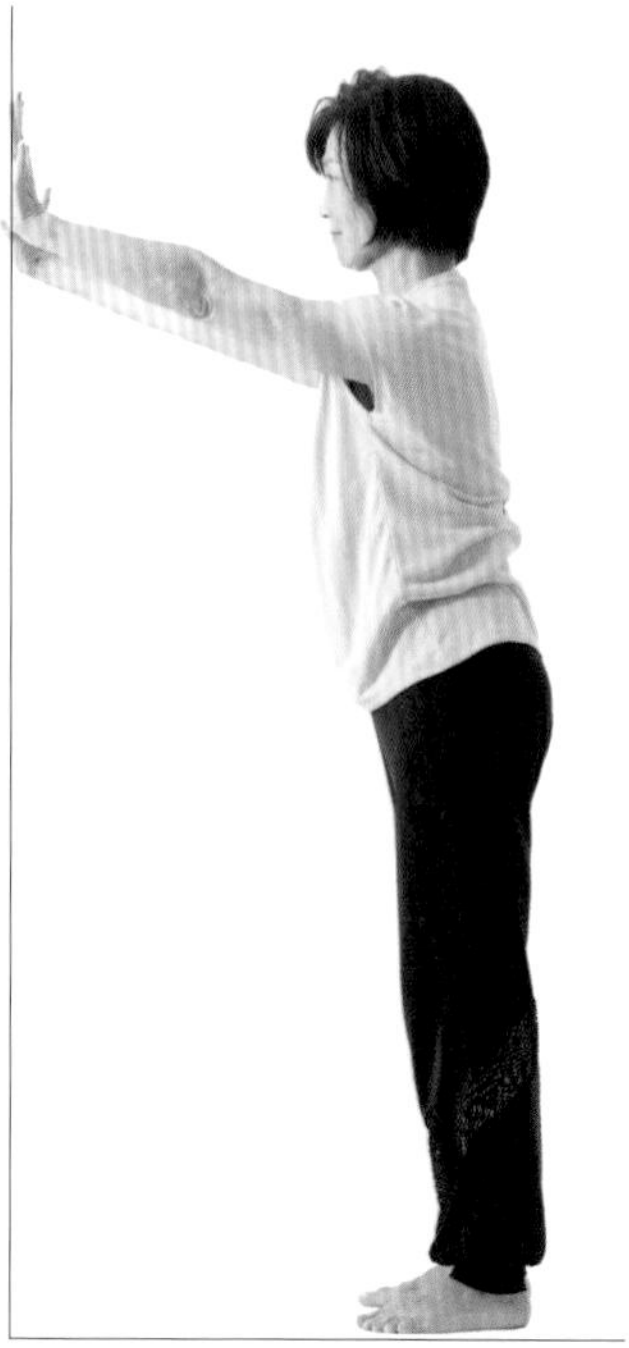

① 壁に向かって立ち、両手を伸ばして壁に手をつく。**両足は腰幅より広く**開いて、**つま先は外**に向ける。

② 手を見ながら両手で壁を押し、遠くのイスに座るようにお尻を突きだす。

③ 両手で壁を押す力で、お腹と腰が伸びるのを感じる。

④ ①〜③を3〜5回繰り返す。

POINT

股関節《こかんせつ》を曲げて、お尻を突きだすように。

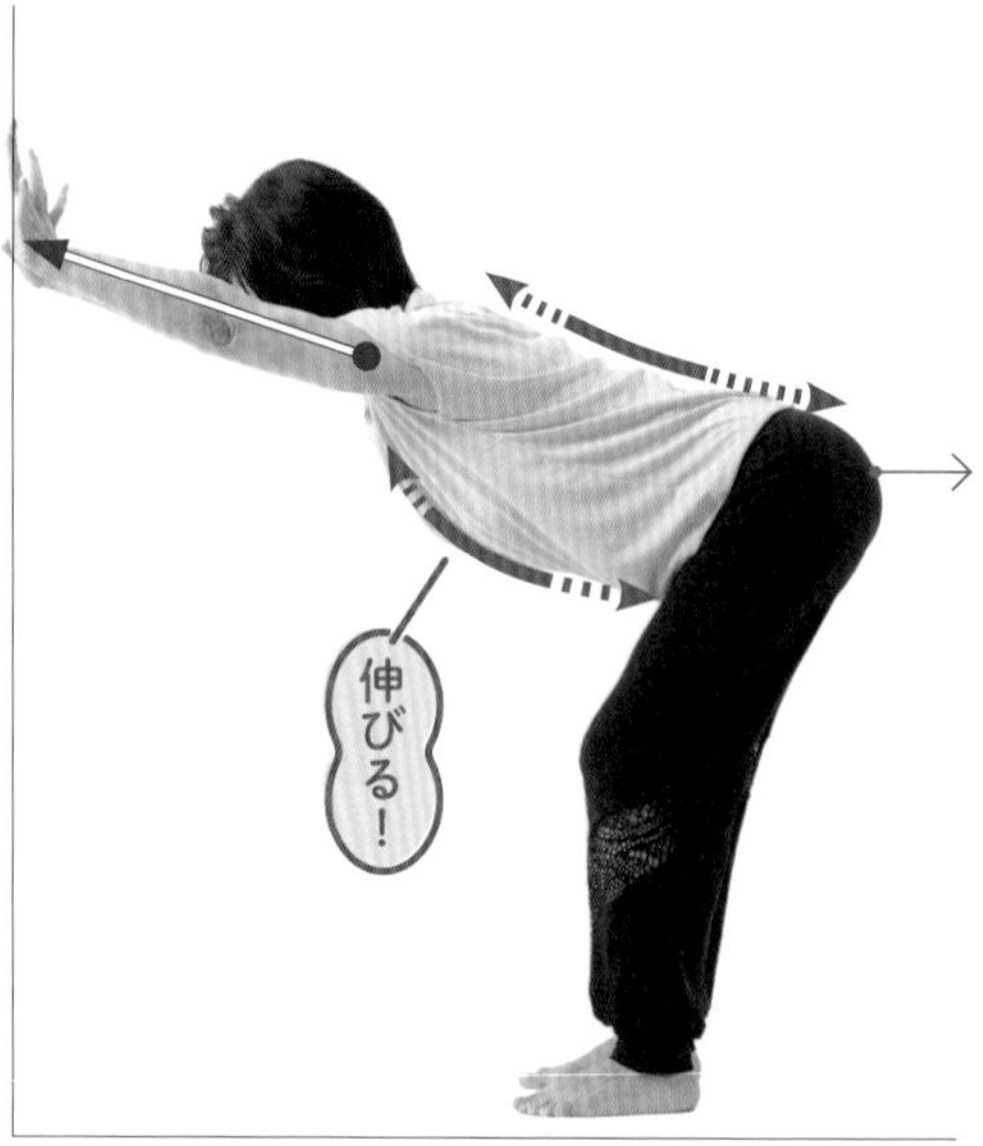

③ アーサナ

伸びトレが無理なくできるようになったら、いよいよアーサナに挑戦です。

アーサナに入る前に、壁を使って自分の姿勢を確認してみましょう。壁に背を向けて立ち、かかとを壁からこぶし一つ分ほど離して立ったとき、**腰の後ろに手の平一枚、首の後ろに指二本の空間**があるのが理想です。後頭部、肩甲骨、お尻の三点が壁についていますか？

猫背だと頭が離れ、反り腰だと肩甲骨が離れてしまいます。今の姿勢に気づいたら、アーサナを練習した後、もう一度チェックしてみましょう。**少しずつ変化していく心身を楽しんで！**

姿勢チェック！

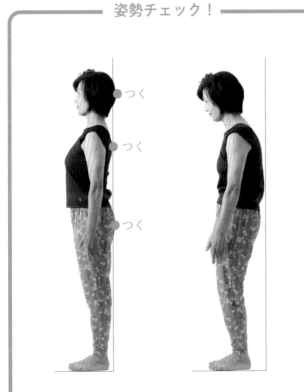

コラム

胸椎《きょうつい》を動かそう

首や腰が痛い……。それは背骨が硬くなっているからかもしれません。背骨は鼻の奥から尾骨まで、二四個の骨がつながっています。そのなかでも、胸椎《きょうつい》（のどぼとけからへそあたりの部分）が特に硬くなりやすく、ここを伸ばすことが背骨全体を伸ばすことにつながります。

胸椎をしっかりと動かすには、背中の肩甲骨《けんこうこつ》（背中に張りついている左右の骨）がポイントになります。本書では、ひじを動かす動きを多く紹介しますが、これは**ひじを意識すると肩甲骨が動きやすくなり**、結果的に胸椎を動かしやすくなるからです。

特に、ひじまわし（P69）や、手を上にあげるポーズ（P94）、キャット&カウ（P108）、ねじった戦士のポーズ1（P100）、ねじったワニのポーズ（P115）などを意識的に生活のなかに取り入れてみましょう。

山のポーズ

背骨の伸び・内観（観察）

伸びトレ　座ってハンモック（P75）、頭頂プッシュ（P79）、もも前ストレッチ（P86）

心と体の中心を感じる

上に伸びることで、自然と胸が持ちあがり、呼吸が深くなるのを感じます。シンプルなポーズだからこそ、目を閉じると体のゆれや呼吸を感じやすく、**心の落ちつき**につながります。このポーズができると、ふだんの重力につぶされた姿勢に自分で気づけるようになります。

1 両足をつけて立つ。

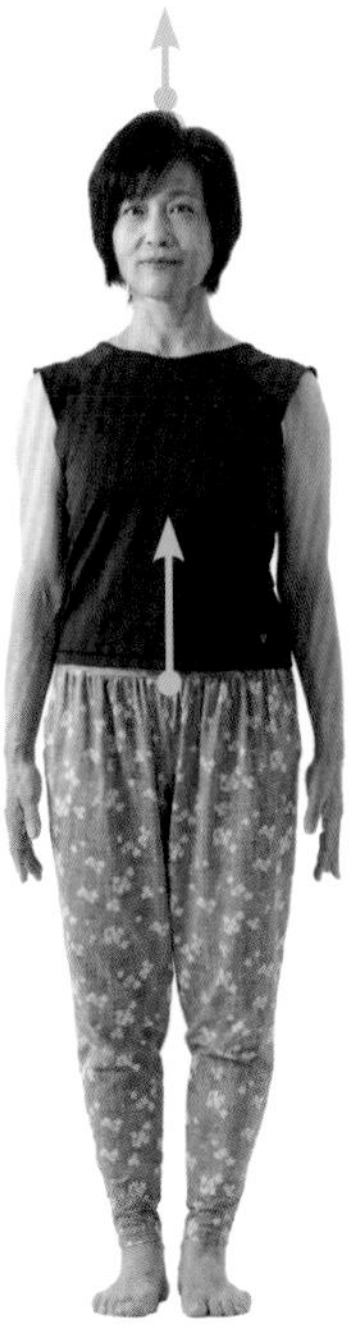

2 頭頂を引きあげ遠くを見て、かかとに乗る重心を感じる。

3 できれば目を閉じて、体のゆれや呼吸で広がる胸の動きを感じましょう。

4 胸に入る呼吸を感じて3～5呼吸体勢をキープする。

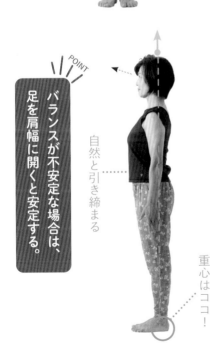

POINT
バランスが不安定な場合は、足を肩幅に開くと安定する。

三角のポーズ

体の側面の伸び・呼吸

伸びトレ　胸のダイヤルをまわす（P82）

わきが広がり、首肩スッキリ

手をあげる動きと呼吸を使って、硬くなりやすい体の側面を伸ばします。**肩の土台である肩甲骨と背骨の動き**も加わるため、肩まわりの筋肉がほぐれて肩こり緩和も期待できます。終わったときの、**胸が持ちあがり肩が軽くなる感覚**を味わってみてください。

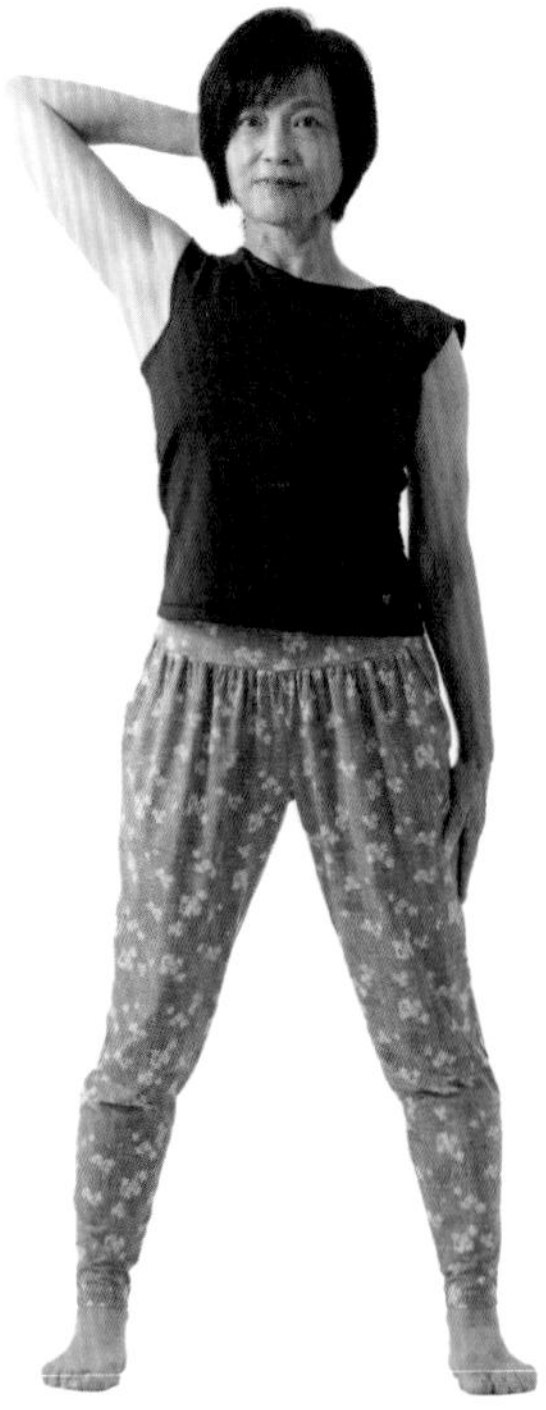

1 足を腰の幅に開いて立ち、片手を首の後ろに当てる。

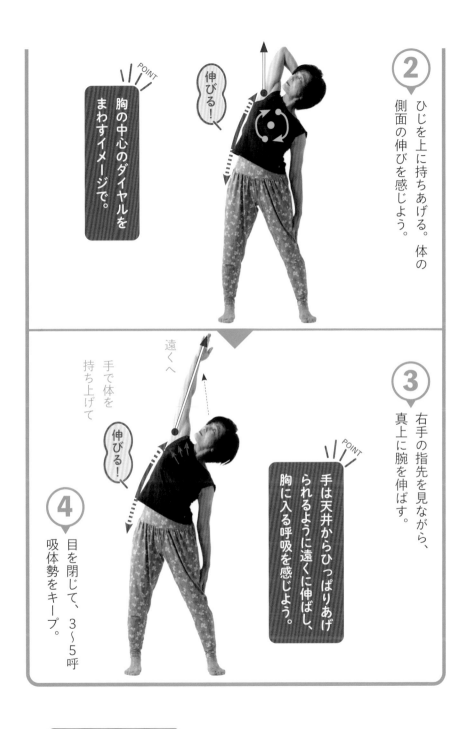

2

ひじを上に持ちあげる。体の側面の伸びを感じよう。

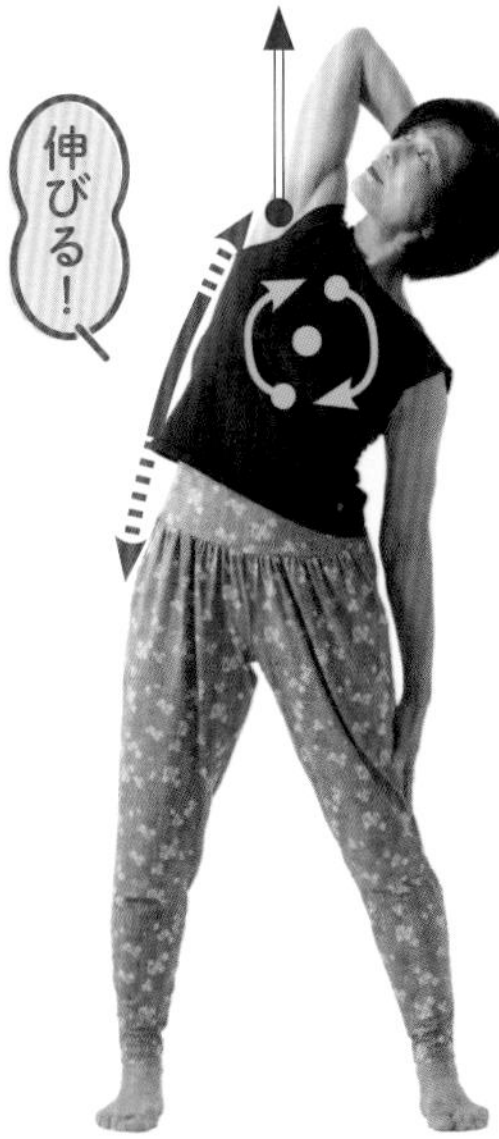

POINT

胸の中心のダイヤルをまわすイメージで。

3

右手の指先を見ながら、真上に腕を伸ばす。

POINT

手は天井からひっぱりあげられるように遠くに伸ばし、胸に入る呼吸を感じよう。

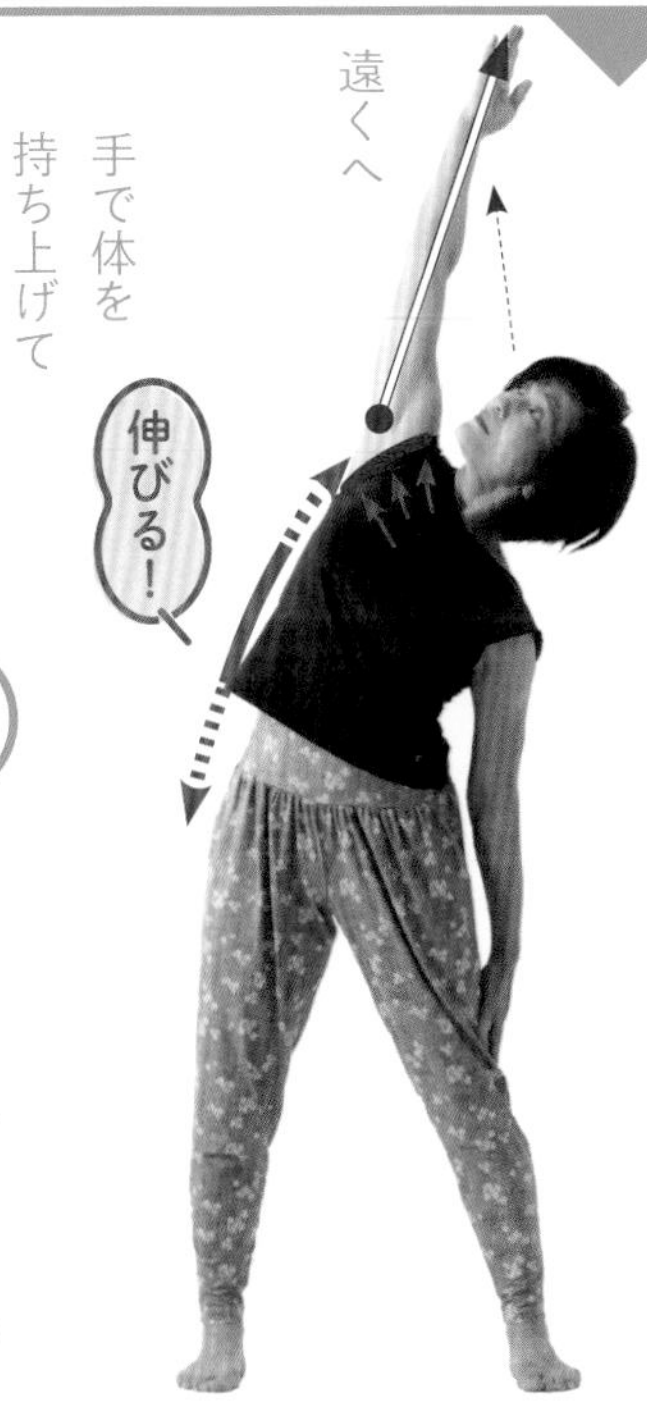

4

目を閉じて、3~5呼吸体勢をキープ。

手を上にあげるポーズ

お腹の伸び・呼吸

伸びトレ
座ってハンモック（P75）、雑巾がけ（P78）

胸を持ちあげ、体と心のスペースを広げる

両手を上に伸ばすことで、重力でつぶされた体を引きあげます。

手をあげるには、**肩だけではなく背骨のやわらかさ**が大切です。猫背でこり固まった**肩甲骨や背骨を上に伸ばして、リセット**しましょう。

お腹に自然に力（腹圧）が入ることで腹筋のトレーニングにもなり、内臓も本来の位置に戻ります。

1 足を腰の幅に開いて立ち、首の後ろで手を組む。

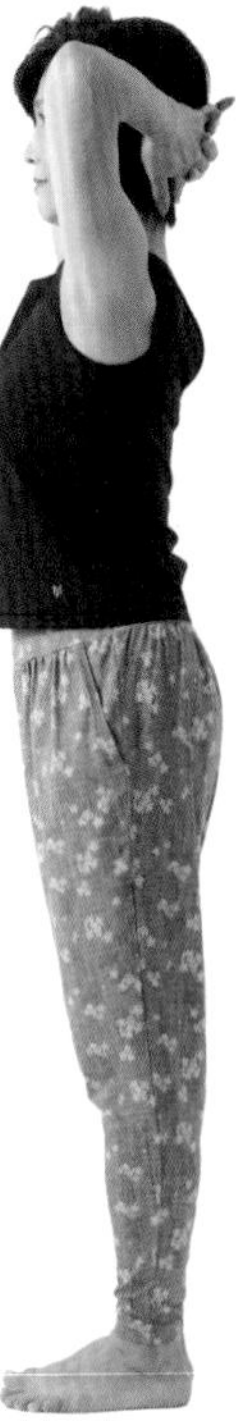

POINT

ひじは広げすぎず、目で見える幅で。

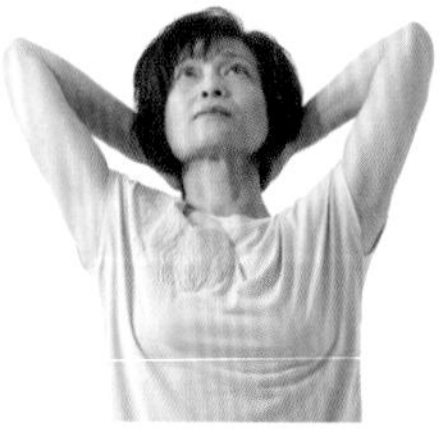

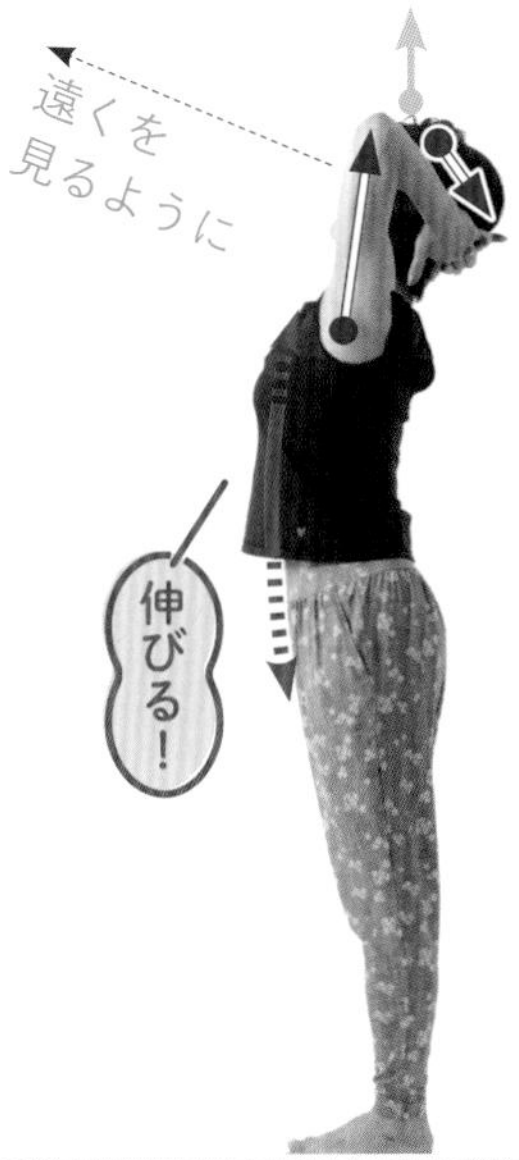

2

ひじを真上に押しあげ、後頭部で手を押しながら胸を持ちあげる。お腹の伸びを感じよう。

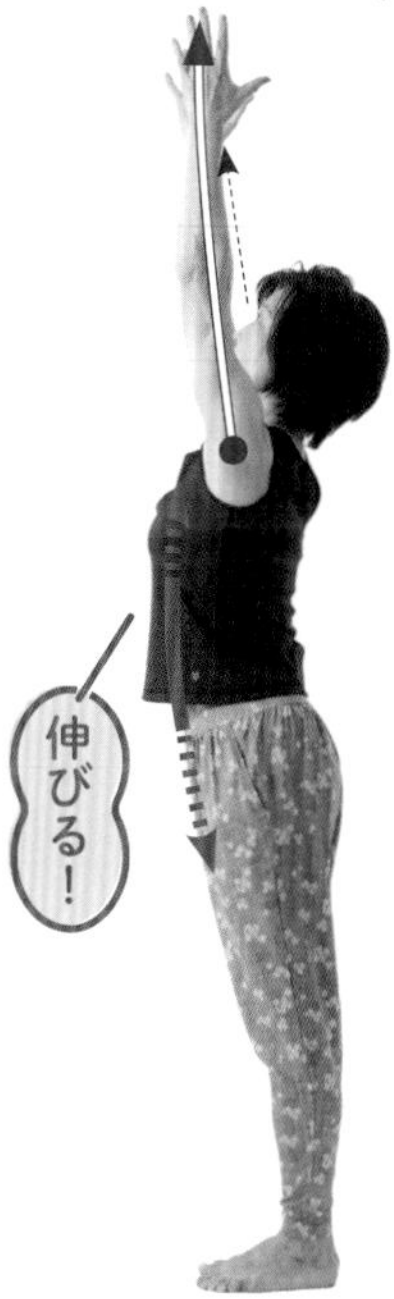

3

指先を見ながら両腕を上に伸ばして手のひらを合わせる。

4

引きあがった胸に入る呼吸を感じて、30秒キープ。

POINT

指先で上半身を引きあげるイメージで。

イスのポーズ

下半身の筋力・背骨の伸び

伸びトレ　空気イス（P81）、腰ストレッチ（P88）

下半身をきたえ、忍耐力をやしなう

いわゆる「スクワット」ポーズです。このポーズで股関節《こかんせつ》の使い方がわかれば、お腹やお尻の筋肉が正しくはたらき、**ヒップアップ**や**O《オー》脚改善**になります。

いつまでも自分の足で歩き続けるためにも、下半身の筋肉を集中的にきたえましょう。

背中を伸ばして「**長いお腹**」を保つのがポイントです。

1

両足をつけて軽く中腰になり、両手をももに置く。

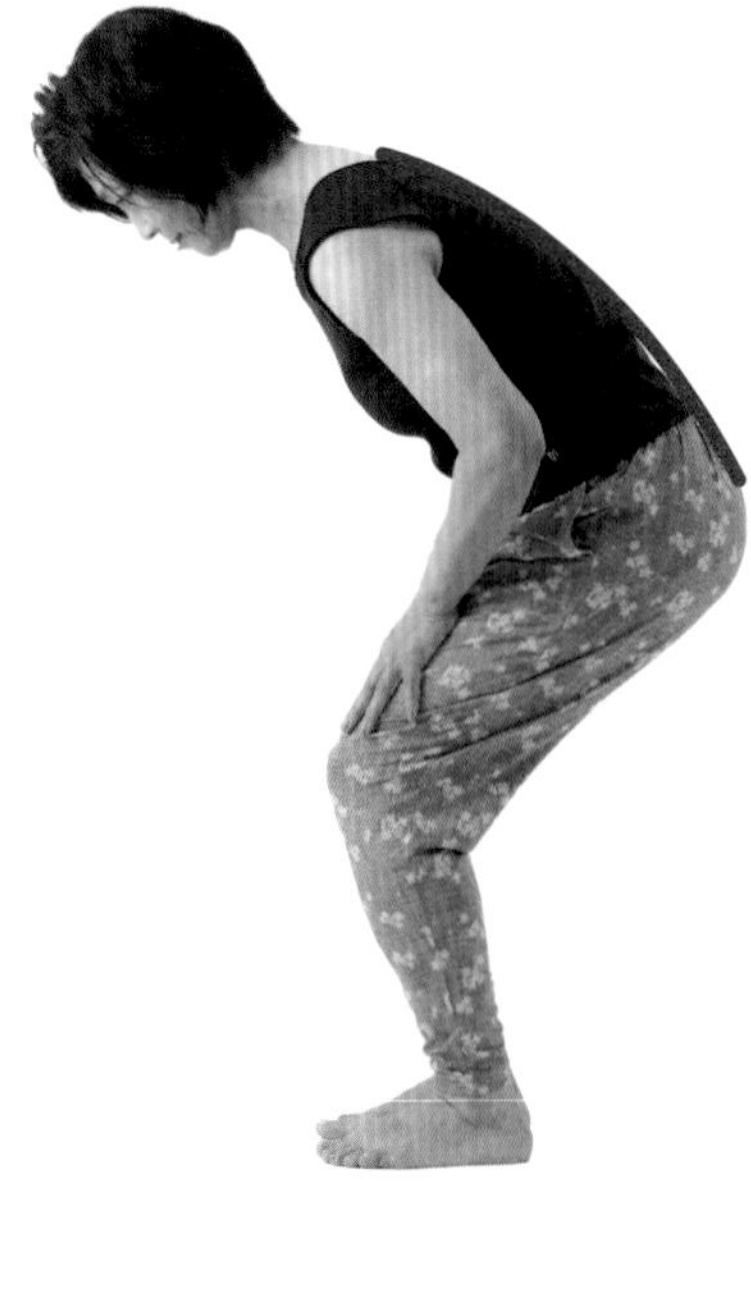

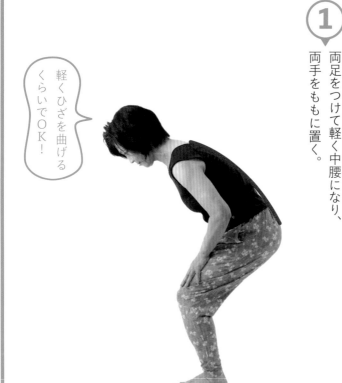

2

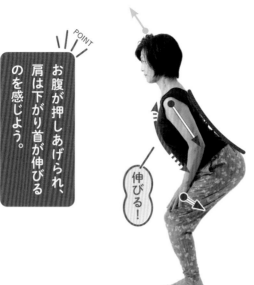

両手でももを押し、上半身を押しあげる。お尻は少し突きだす。

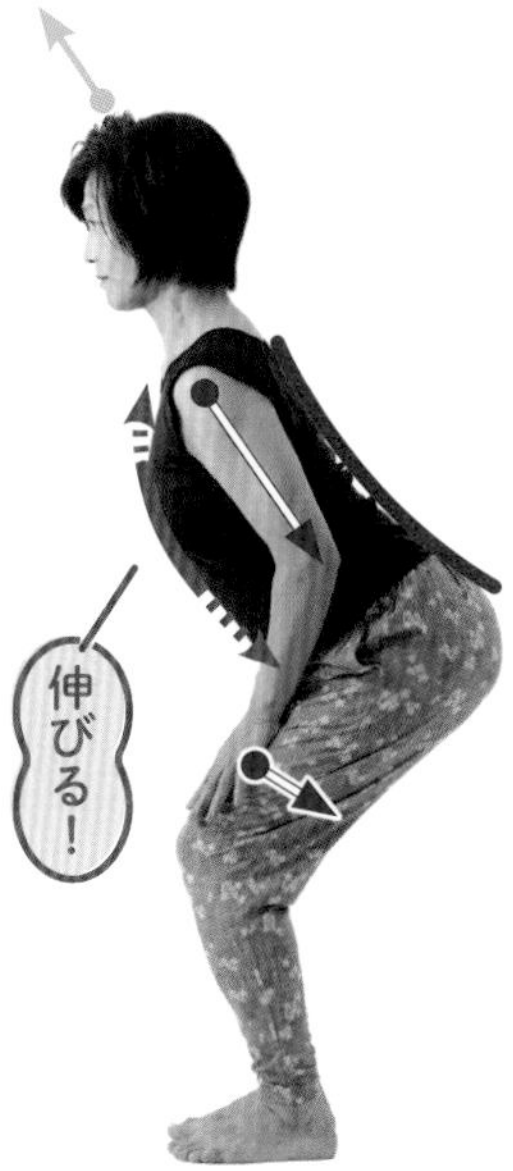

POINT

お腹が押しあげられ、肩は下がり首が伸びるのを感じよう。

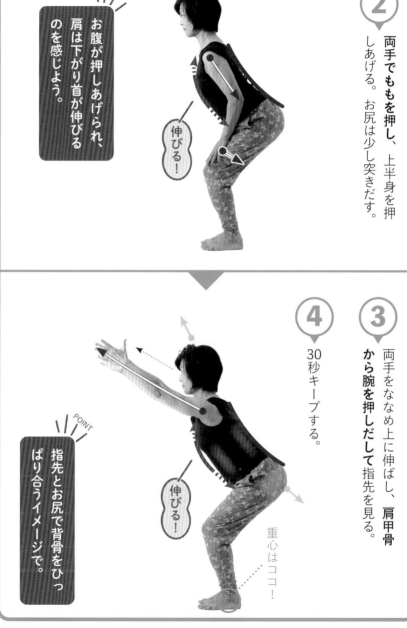

3

両手をななめ上に伸ばし、**肩甲骨から腕を押しだして**指先を見る。

4

30秒キープする。

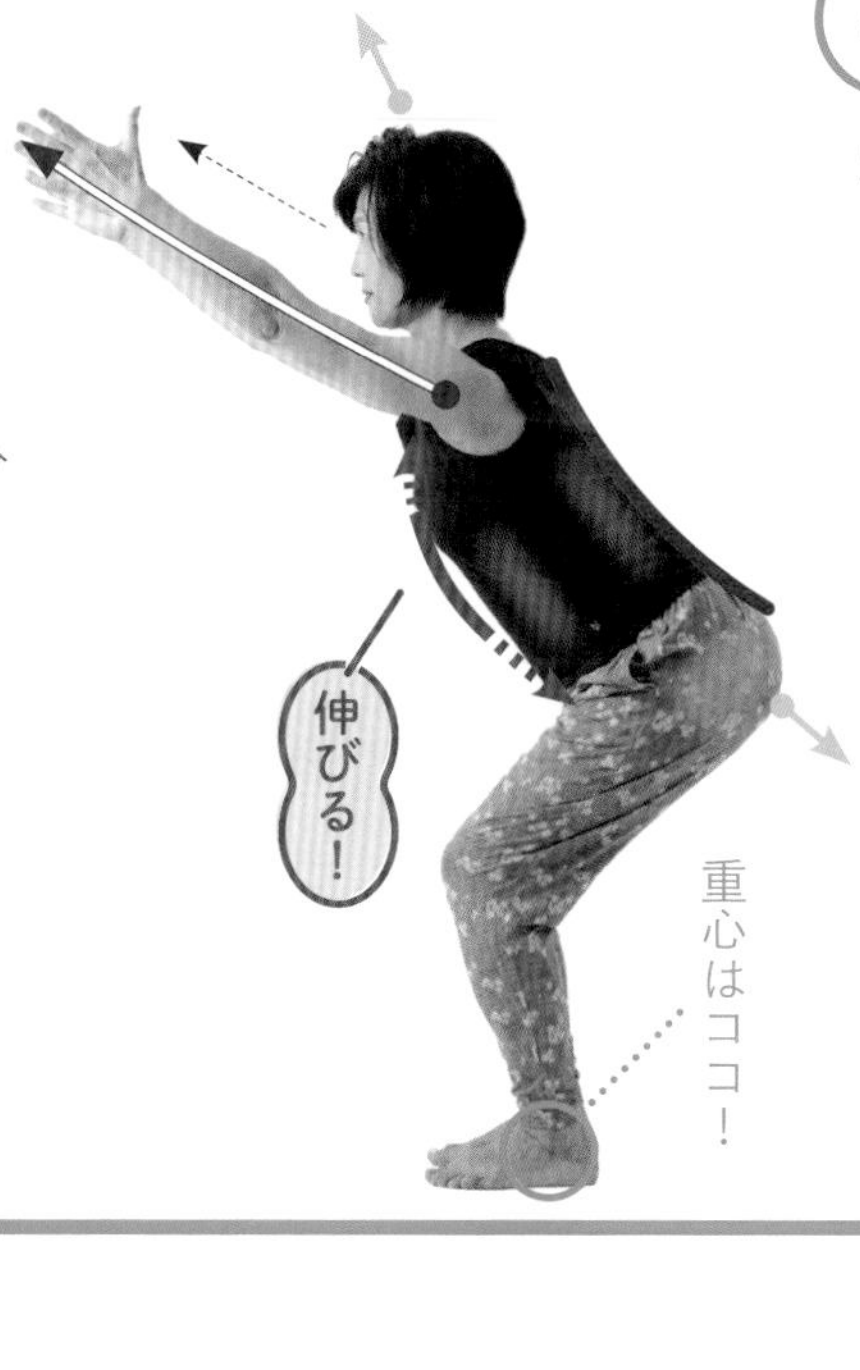

POINT

指先とお尻で背骨をひっぱり合うイメージで。

戦士のポーズ1

前後開脚・背骨の伸び

伸びトレ 雑巾がけ（P78）、もも前ストレッチ（P86）

下半身の安定と、しなやかな上半身を感じる

脚を前後に開き、頭を引きあげるバランスポーズです。

硬くなりやすい**脚のつけ根の伸び、地面をける足の力**を同時にやしないます。

丸まってつぶれた下半身を大きく伸ばすことで、腰痛やひざ痛の改善も期待できます。**下半身が安定し、上半身がしなやかに伸びる**のを感じましょう。

1 体の前にイスを用意して立つ。足を腰の幅に開いてひざを曲げ、軽くイスの背に手を置く。

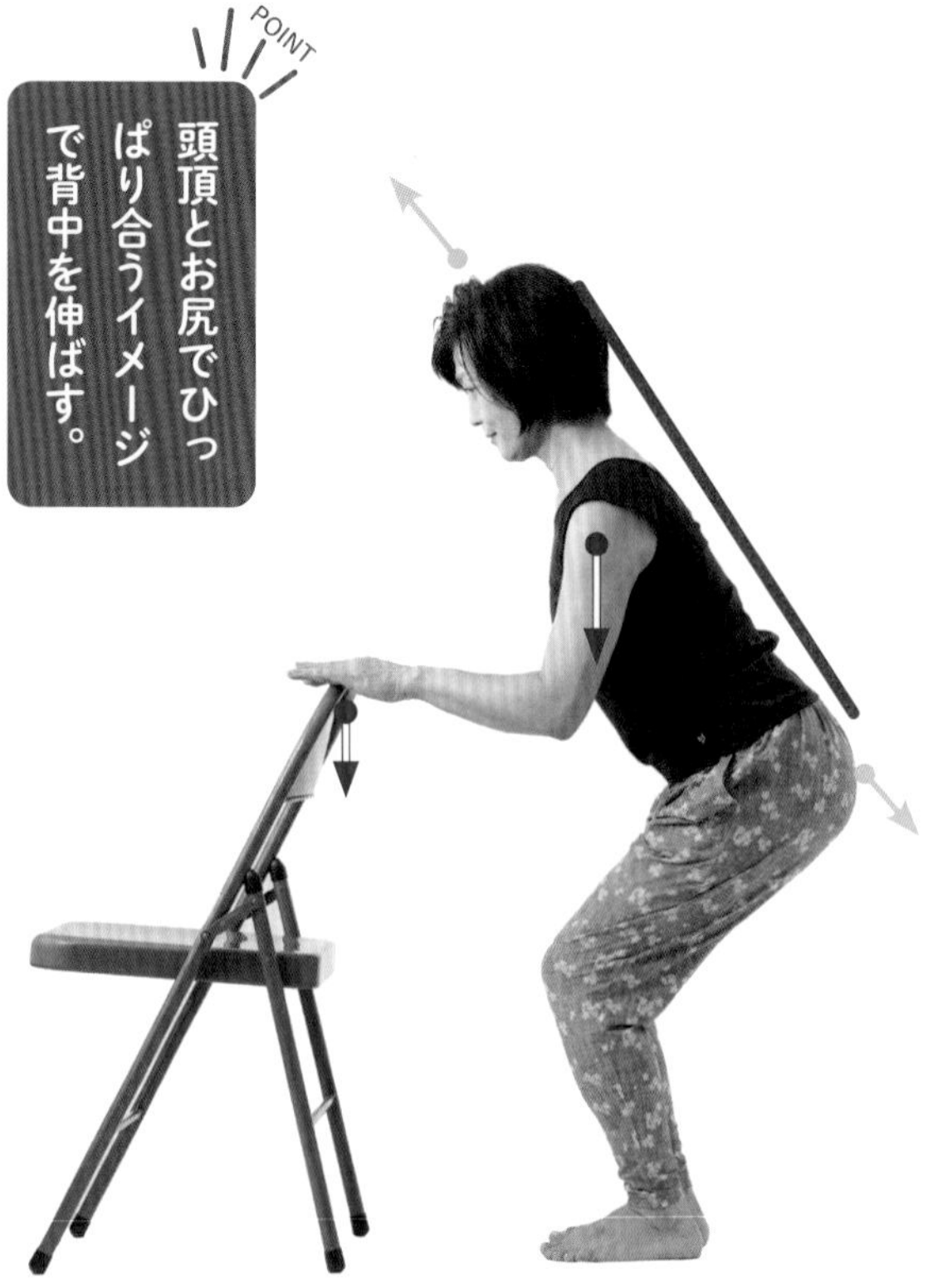
POINT
頭頂とお尻でひっぱり合うイメージで背中を伸ばす。

2

左足を大きく後ろに引き、かかとを持ちあげ壁につける。

3

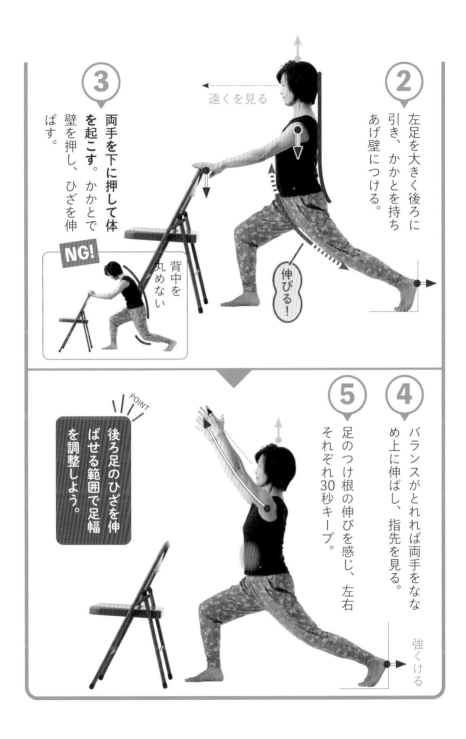

両手を下に押して体を起こす。かかとで壁を押し、ひざを伸ばす。

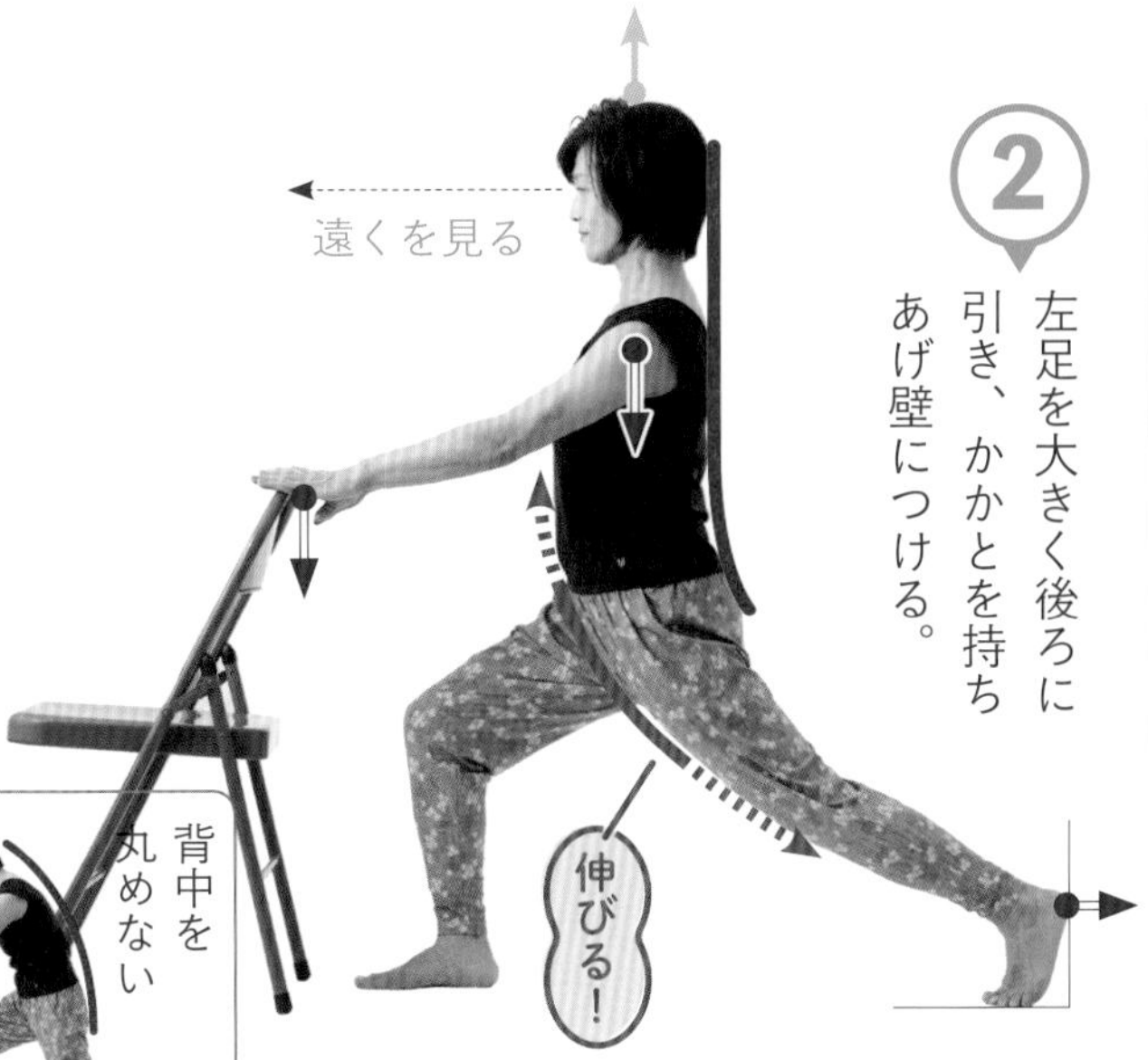
遠くを見る
伸びる!

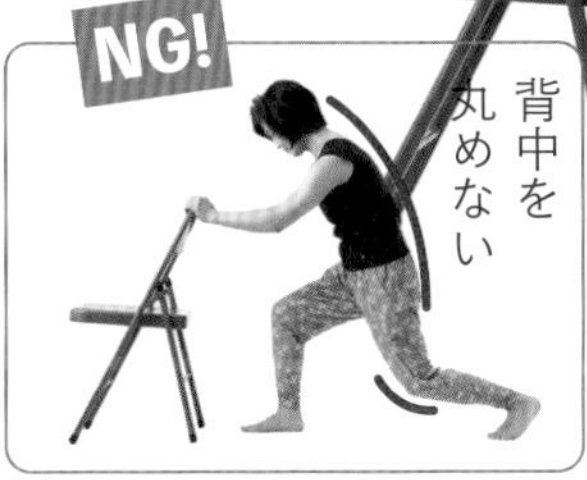
NG!
背中を丸めない

4

バランスがとれれば両手をななめ上に伸ばし、指先を見る。

5

足のつけ根の伸びを感じ、左右それぞれ30秒キープ。

POINT

後ろ足のひざを伸ばせる範囲で足幅を調整しよう。

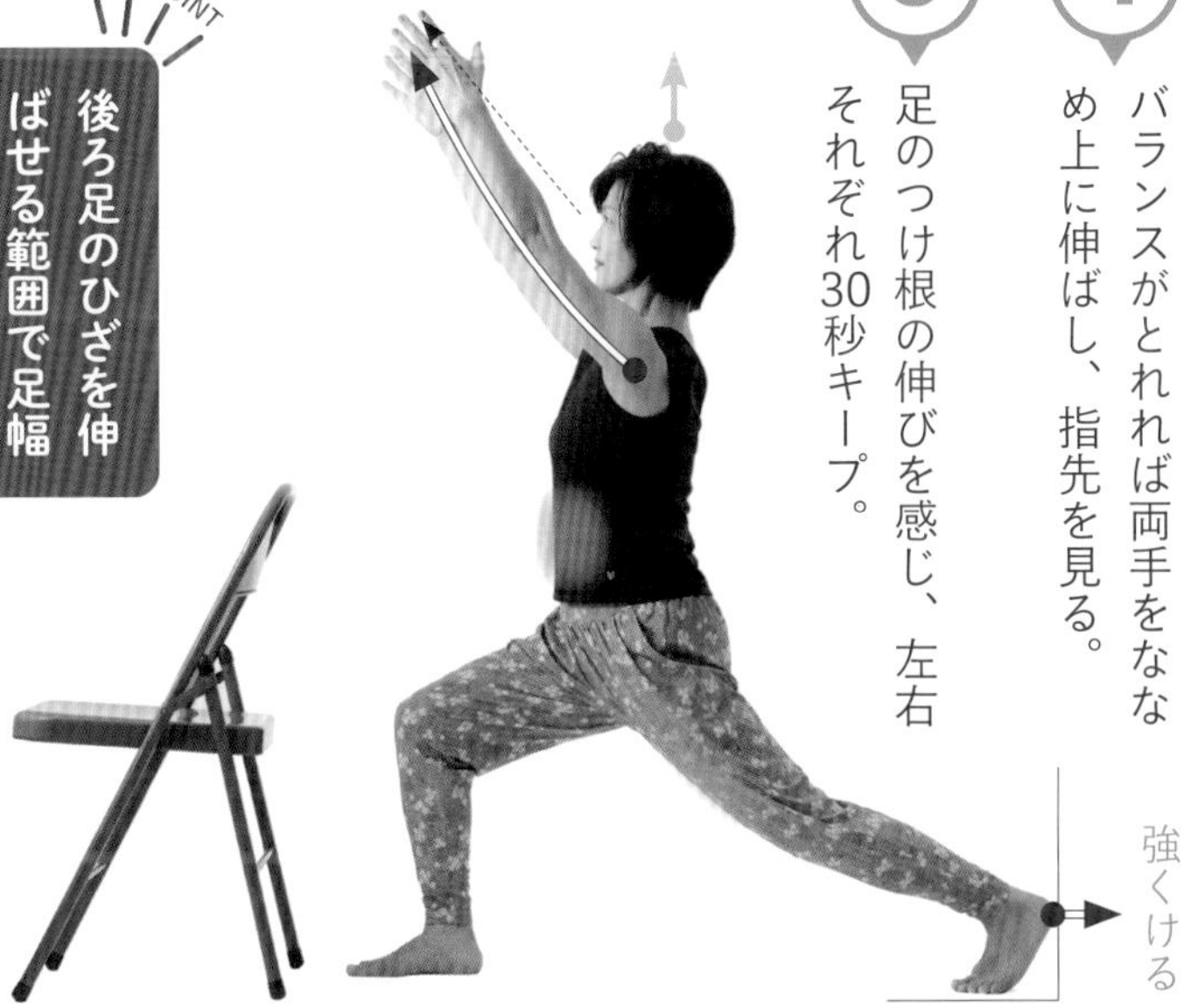
強くける

ねじった戦士のポーズ1

前後開脚・背骨のねじり

伸びトレ
もも前ストレッチ（P86）、壁プッシュ（P84）

伸びとねじりで、歩きやすい体を作る

戦士のポーズ1から背骨をねじることで、人間にとって特に重要な「**背骨のねじり・前ももの伸び**」を同時に強化できるポーズです。

背骨のねじりは歩くときの「腕振り」に、前ももの伸びは「けり脚」につながります。

ポーズ前後での「**歩きやすさ**」の変化も実感してみてください。

はじめる前に、もも前ストレッチ（P86）、壁プッシュ（P84）で体をねじる感覚をつかむのもおすすめです。

① 戦士のポーズ1の②の姿勢をとる（P99）。

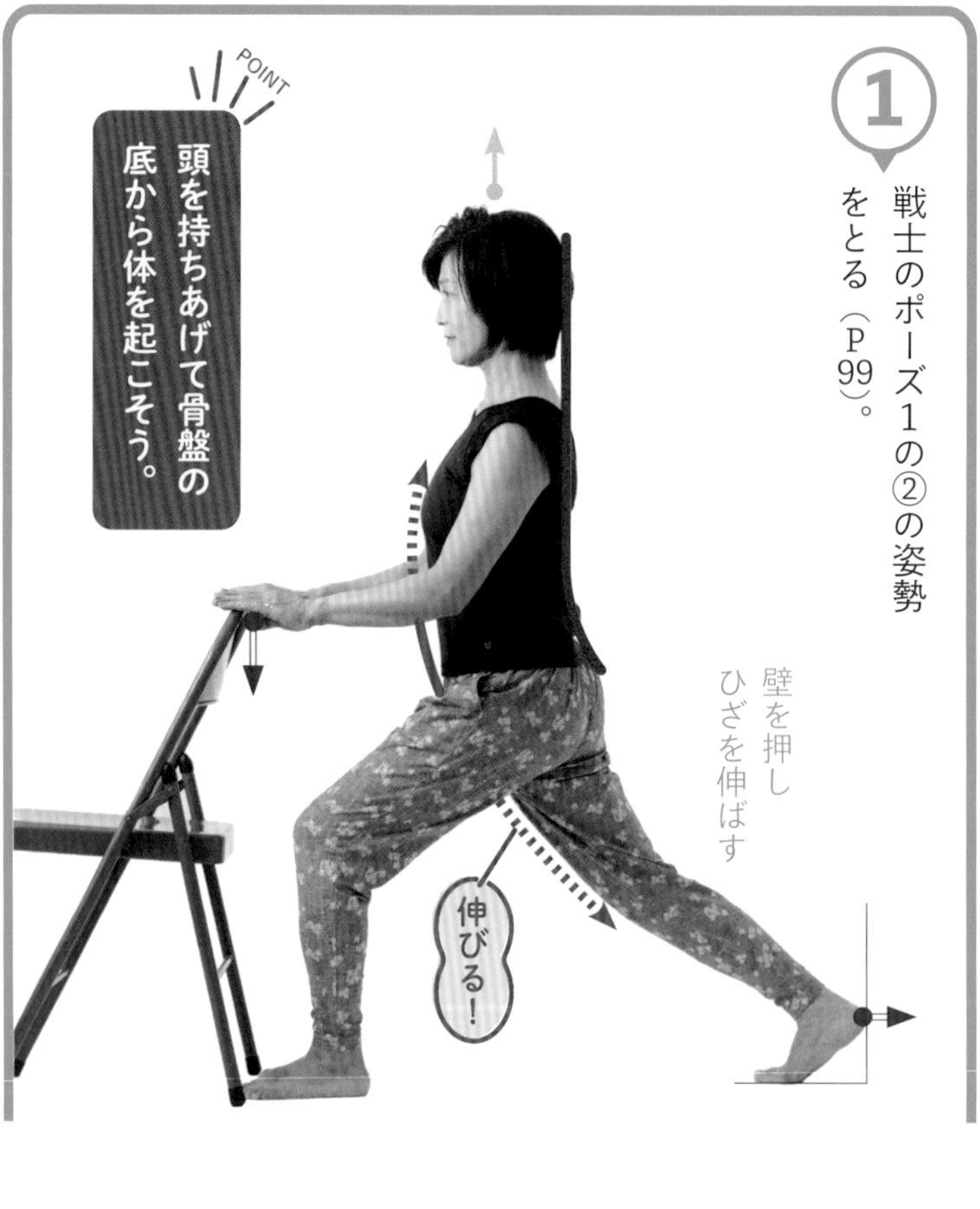

POINT
頭を持ちあげて骨盤の底から体を起こそう。
壁を押しひざを伸ばす
伸びる！

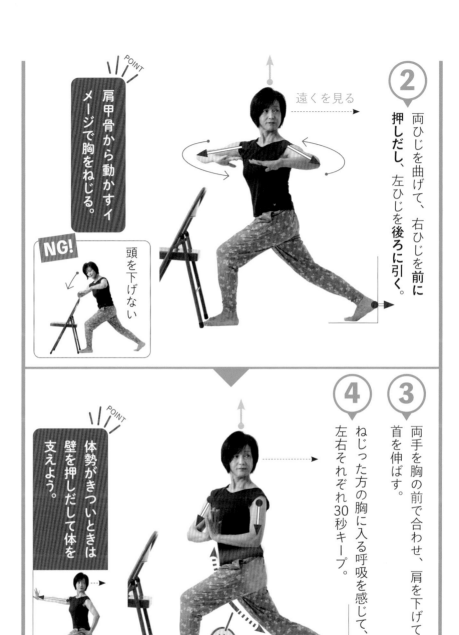

2 両ひじを曲げて、右ひじを**前に押しだし**、左ひじを**後ろに引く**。

POINT
肩甲骨から動かすイメージで胸をねじる。

3 両手を胸の前で合わせ、肩を下げて首を伸ばす。

4 ねじった方の胸に入る呼吸を感じて、左右それぞれ30秒キープ。

POINT
体勢がきついときは壁を押しだして体を支えよう。

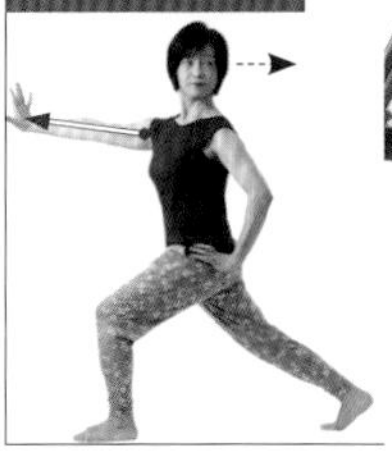

戦士のポーズ2

左右開脚・胸の広がり

伸びトレ
頭頂プッシュ(P79)、
のど元を持ちあげる(P76)

上下左右に体を広げ、堂々とした心と体を作る

このポーズで**縮まった体を上下左右に伸ばす**と、自然と自信がわいてきます。

伸ばした後ろ足は内もものストレッチ、踏み込んだ前足はお尻、内ももの筋トレになります。

勇敢《ゆうかん》な戦士になったように、頭を持ちあげて**堂々と胸を広げましょう**。

① 脚を肩幅ほど開き、右足のつま先を90度外に向ける。腕はお腹の前で軽く交差させる。

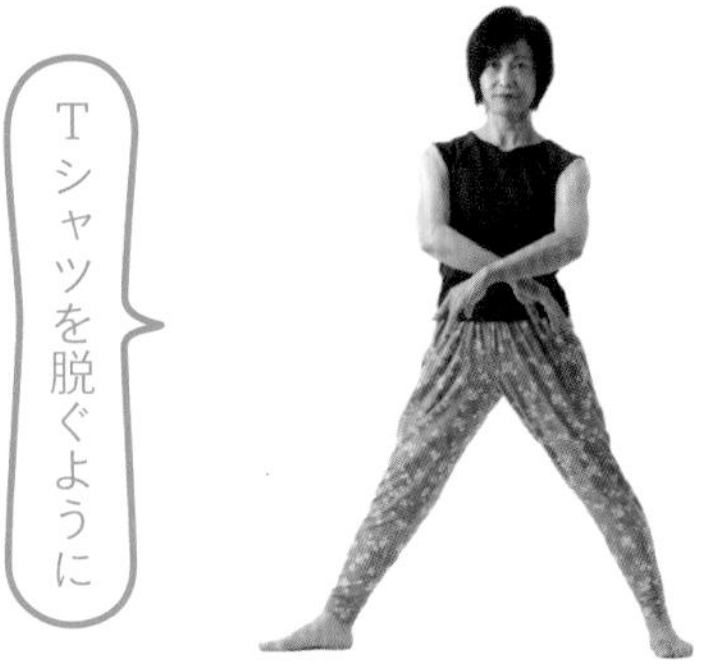
Tシャツを脱ぐように

② 内側から両手をまわしあげて**胸を引きあげ**、バンザイする。

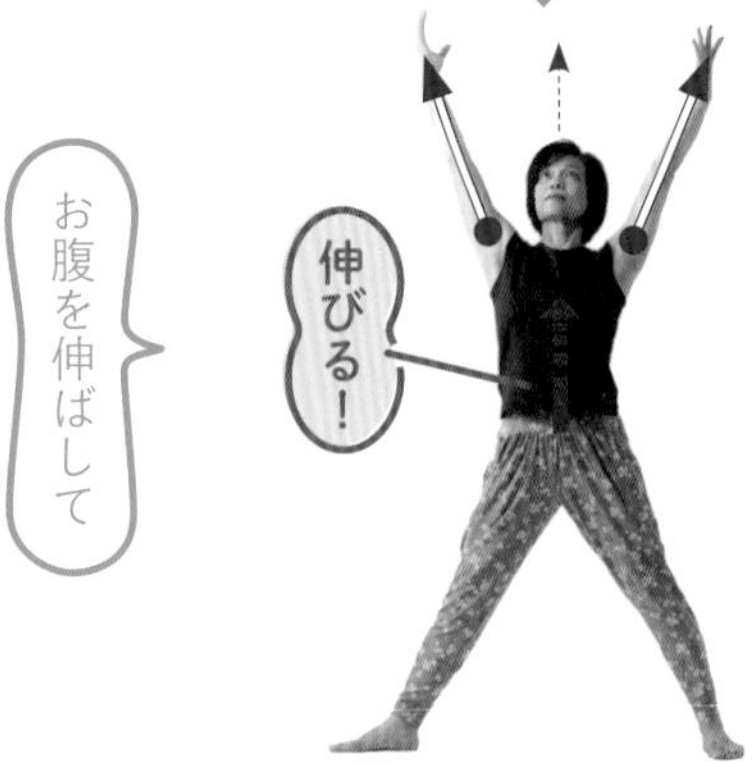
お腹を伸ばして
伸びる!

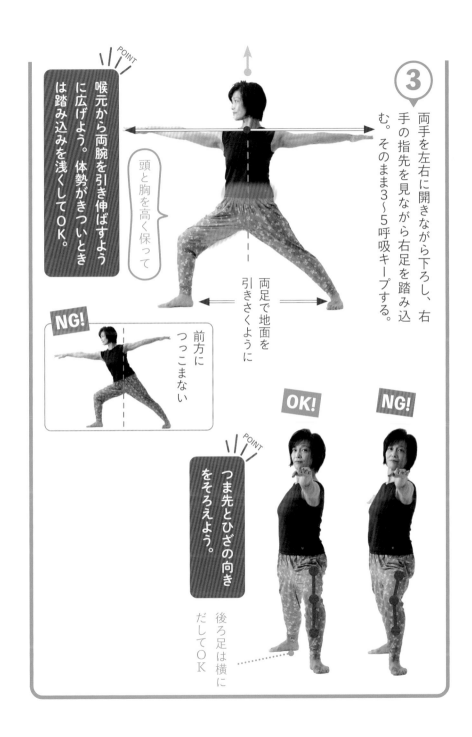

3

両手を左右に開きながら下ろし、右手の指先を見ながら右足を踏み込む。そのまま3~5呼吸キープする。

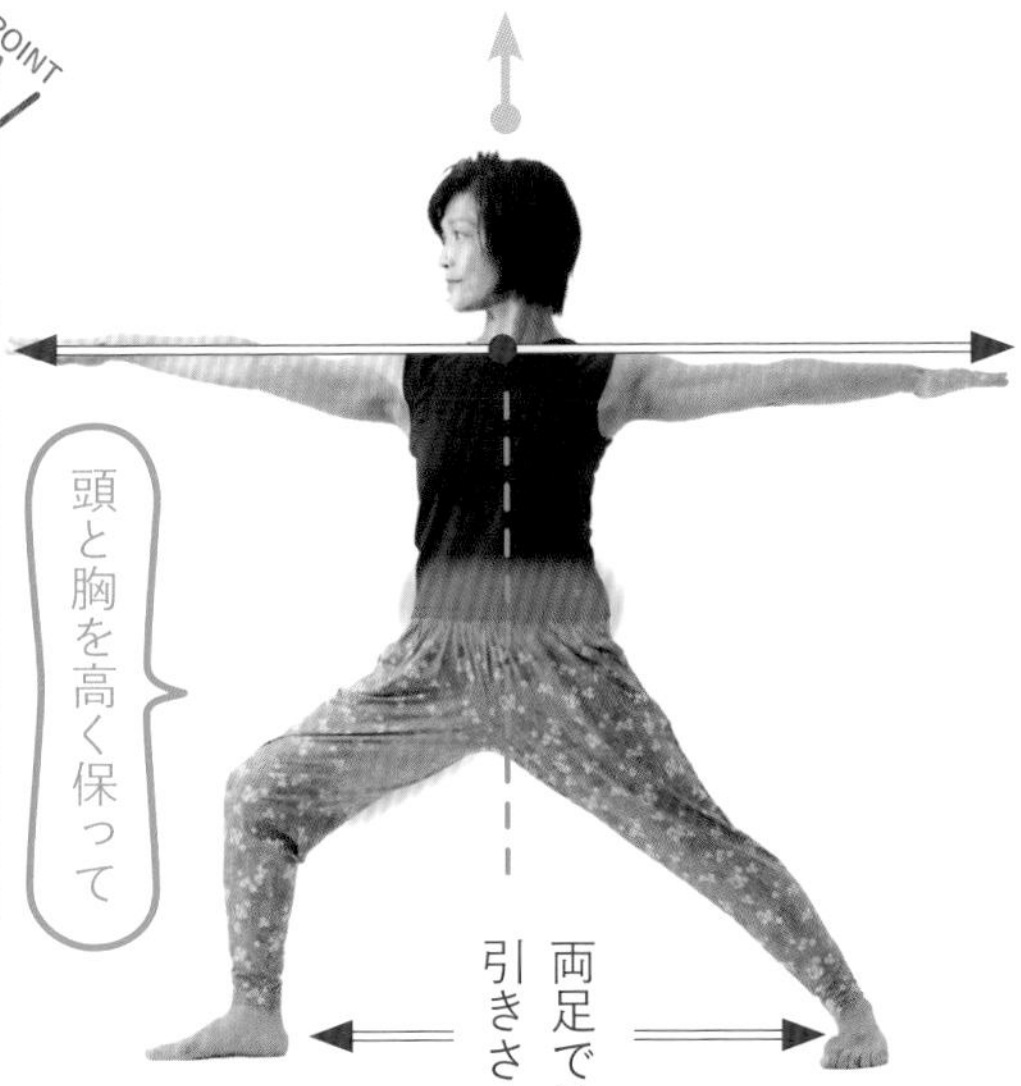
頭と胸を高く保って
両足で地面を引きさくように

POINT
喉元から両腕を引き伸ばすように広げよう。体勢がきついときは踏み込みを浅くしてOK。

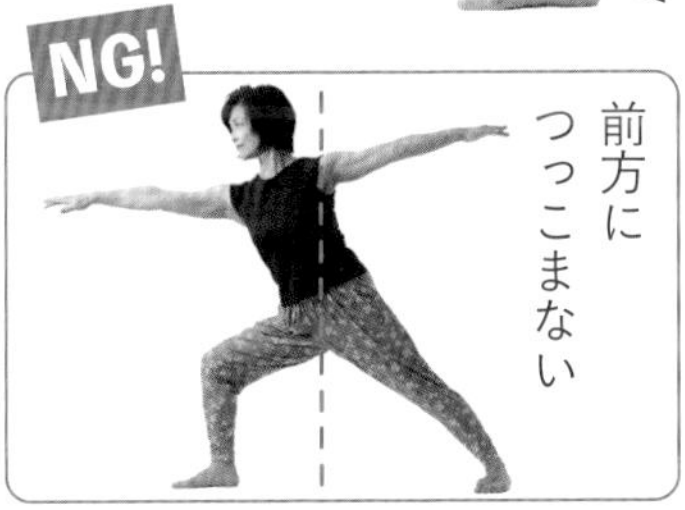
NG!
前方につっこまない

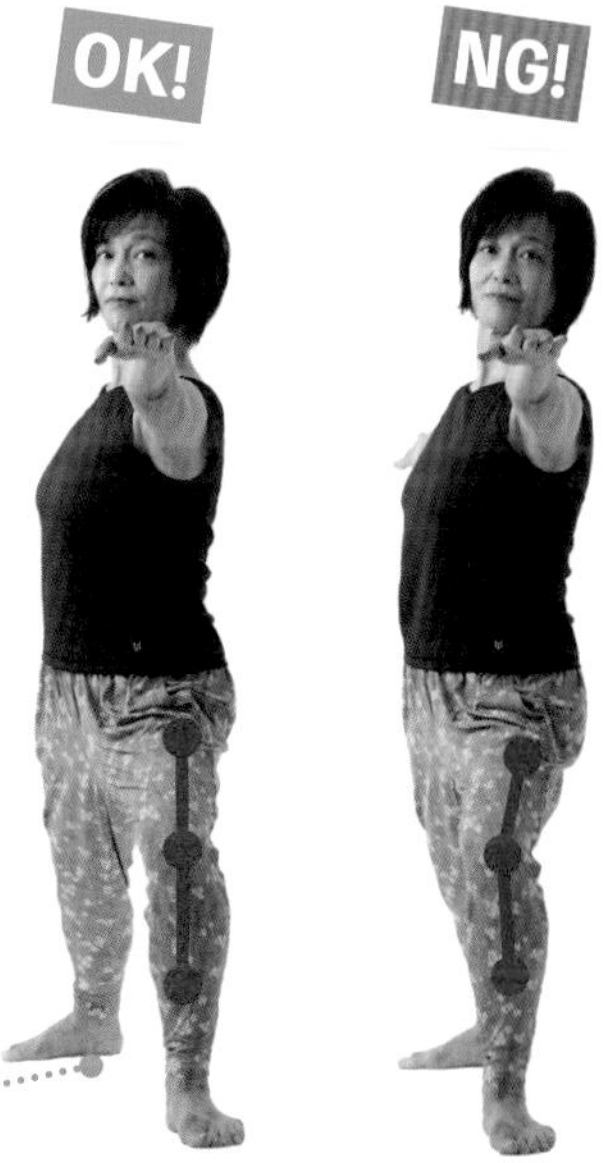
OK!
NG!
後ろ足は横にだしてOK

POINT
つま先とひざの向きをそろえよう。

（体の側面）体側を伸ばすポーズ

体側の伸び・バランス

伸びトレ
胸のダイヤルをまわす（P82頁）、ヒップアップ（P80）

伸びるほど安定する、強さと心地よさ

戦士のポーズ2と伸びトレ「胸のダイヤルをまわす」を組み合わせた、全身をダイナミックに動かし、バランス力も必要となる応用的なポーズです。

遠くのものをとるように腕を伸ばすと、わきの下に呼吸が入るような感覚を得られ、**船の帆が張るような**力強さが生まれます。**伸びることで安定していく心地よさ**を感じましょう。

POINT

バランスがとりにくいときは踏み込みを浅くしてOK。

①

戦士のポーズ2の③（P103頁）の姿勢をとる。

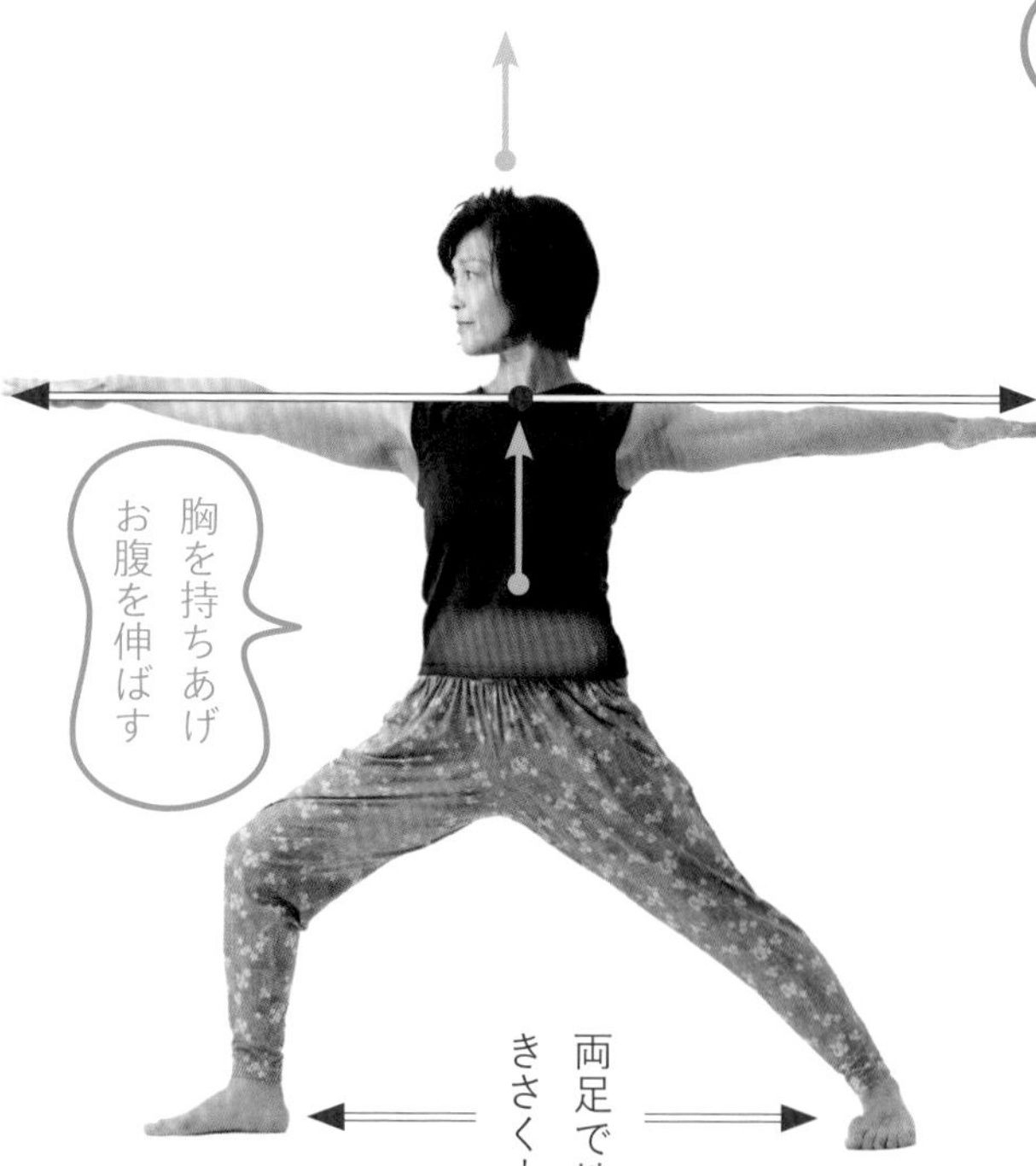

胸を持ちあげお腹を伸ばす
両足で地面を引きさくように

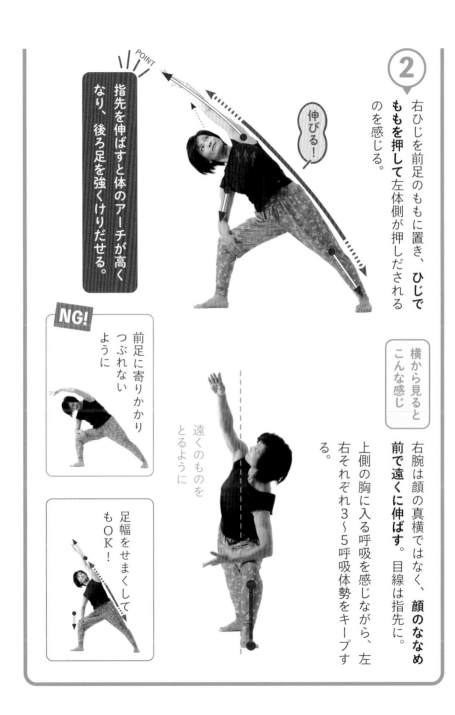

②

右ひじを前足のももに置き、**ひじでももを押して**左体側が押しだされるのを感じる。

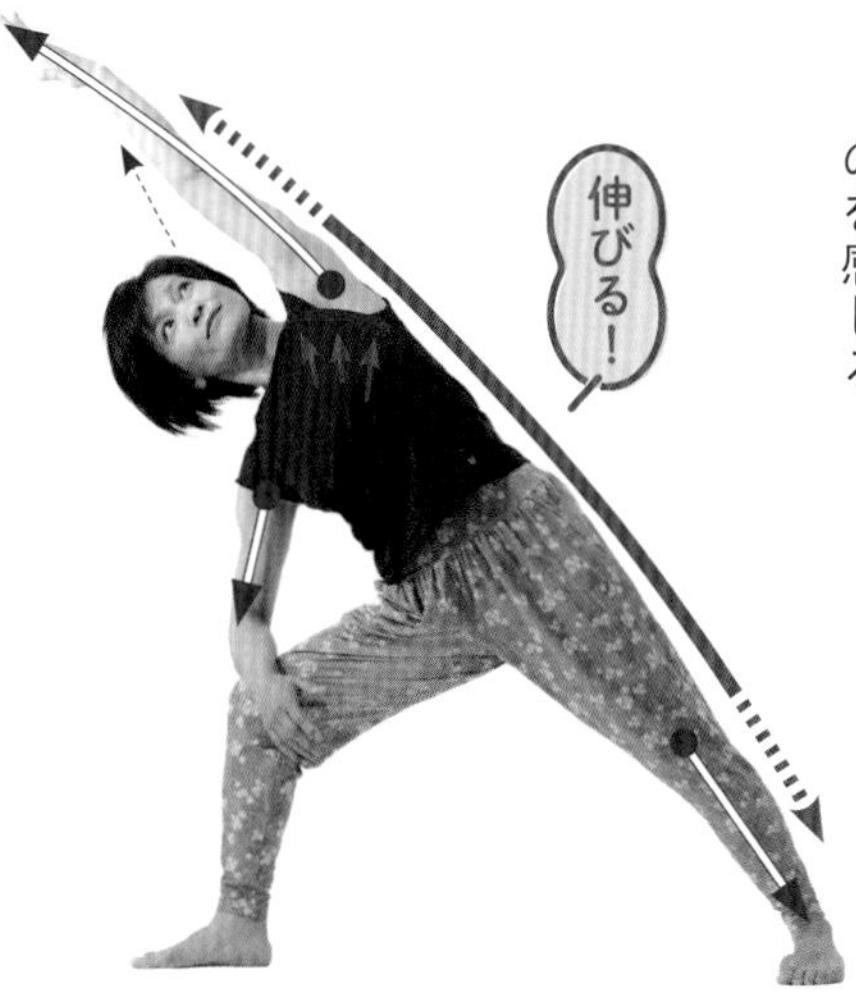

指先を伸ばすと体のアーチが高くなり、後ろ足を強くけりだせる。

横から見るとこんな感じ

右腕は顔の真横ではなく、**顔のななめ前で遠くに伸ばす。**目線は指先に。上側の胸に入る呼吸を感じながら、左右それぞれ3～5呼吸体勢をキープする。

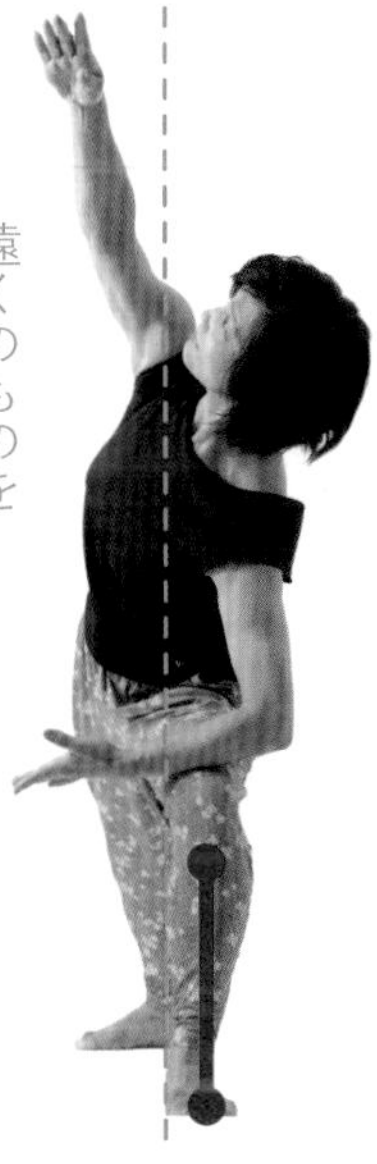

NG!

前足に寄りかかりつぶれないように

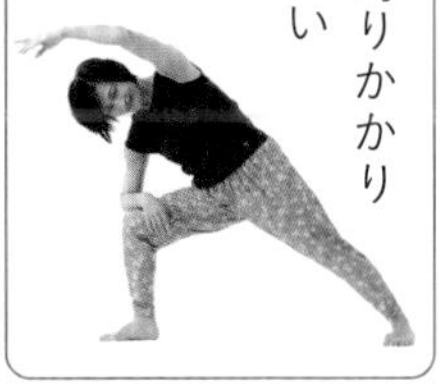

足幅をせまくしてもＯＫ！

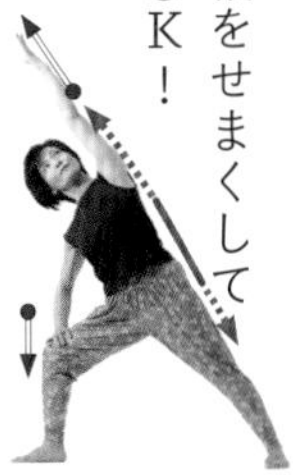

木のポーズ

背骨の伸び・バランス

伸びトレ 頭頂プッシュ（P79）、一本橋バランス（P87）、ヒップアップ（P80）

伸びやかな上半身と大地とのつながりを意識

木のポーズは筋力だけでなく、体のゆれを感じバランスをとろうとする**神経や脳も同時に活性化**します。

人は、バランスをとろうとすると全身がこわばり、体が縮まってしまいますが、このポーズでは、逆に**上半身を上に引きあげる**ことで自然とお腹に力が入り、体を伸ばしたままバランスが安定するのを感じられます。

片足で立つ恐怖心や、思いきってそれにチャレンジする気持ち、土台が安定することで感じる心の落ち着きなど、**気持ちの変化**も感じてみましょう。

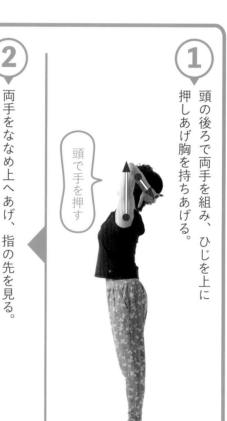

1 頭の後ろで両手を組み、ひじを上に押しあげ胸を持ちあげる。

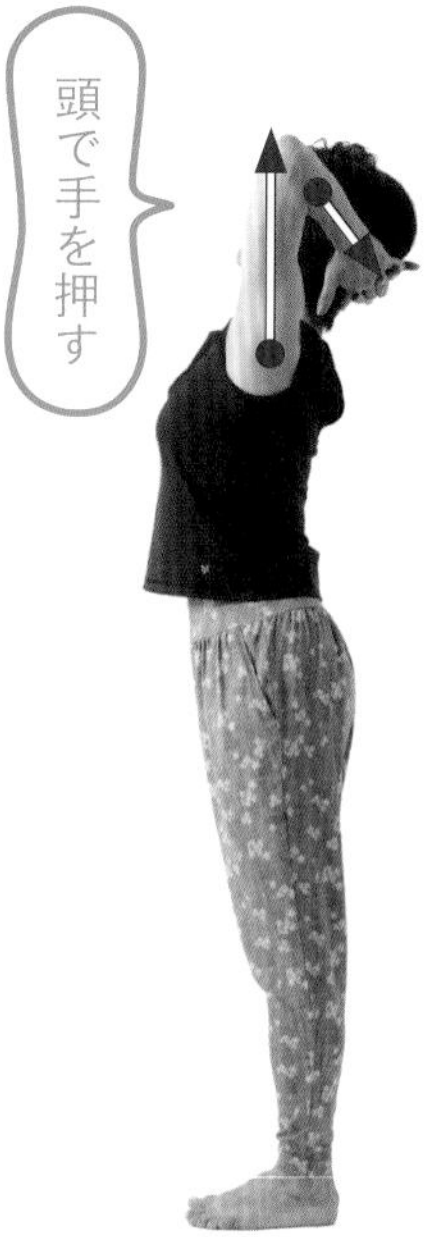

2 両手をななめ上へあげ、指の先を見る。

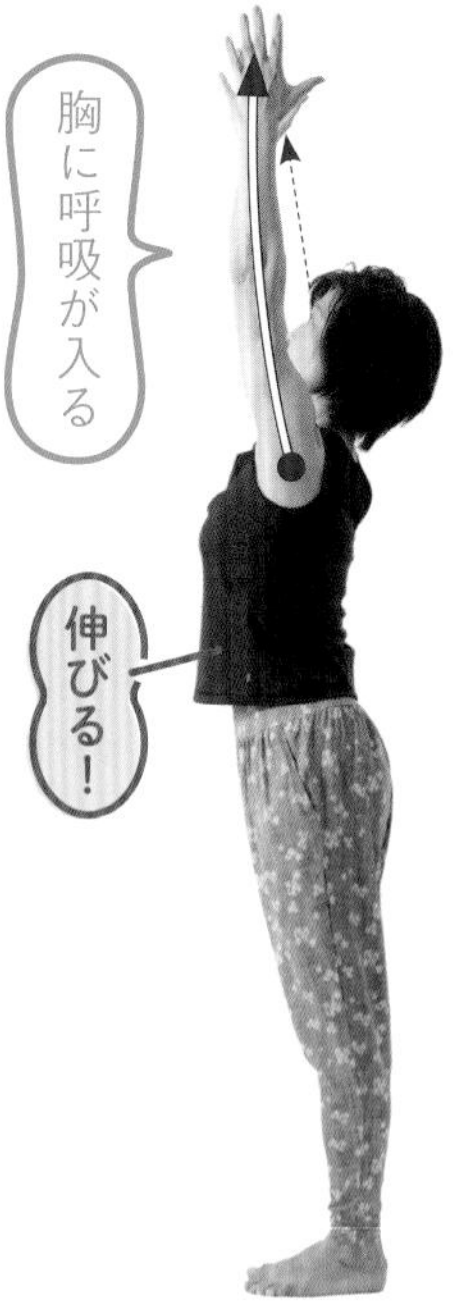

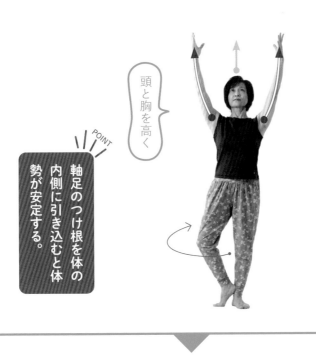

③

右足を外にまわしてかかとを左足（軸《じく》足《あし》）の内くるぶしにつける。

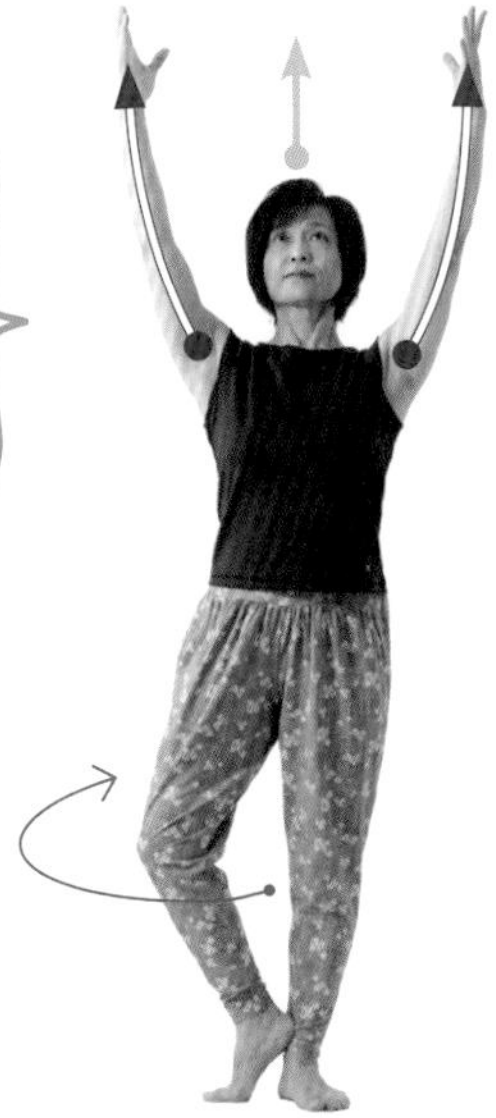

頭と胸を高く

POINT

軸足のつけ根を体の内側に引き込むと体勢が安定する。

④

余裕があれば、爪先を地面から離して足裏を軸足の内側につける。

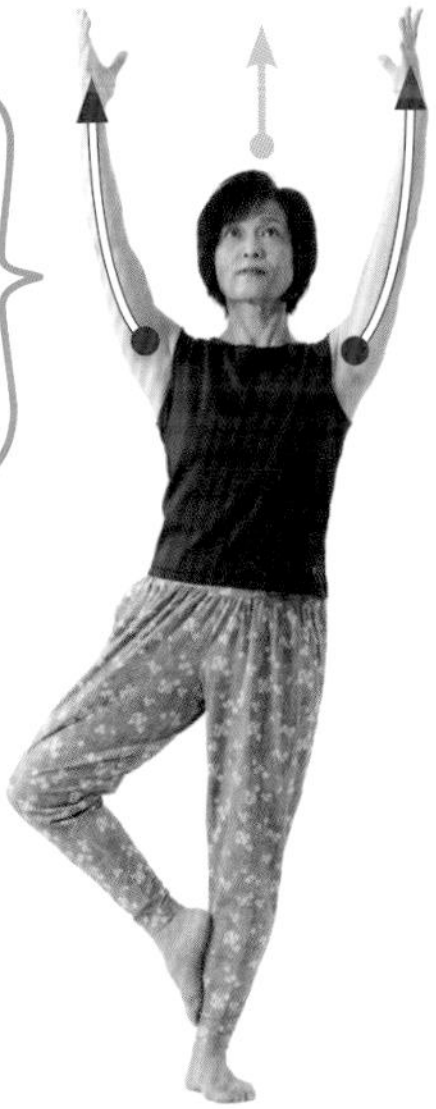

手は顔より前に

両手をあげずに胸の前で合掌したり、片手を壁や机について支えてもＯＫ！

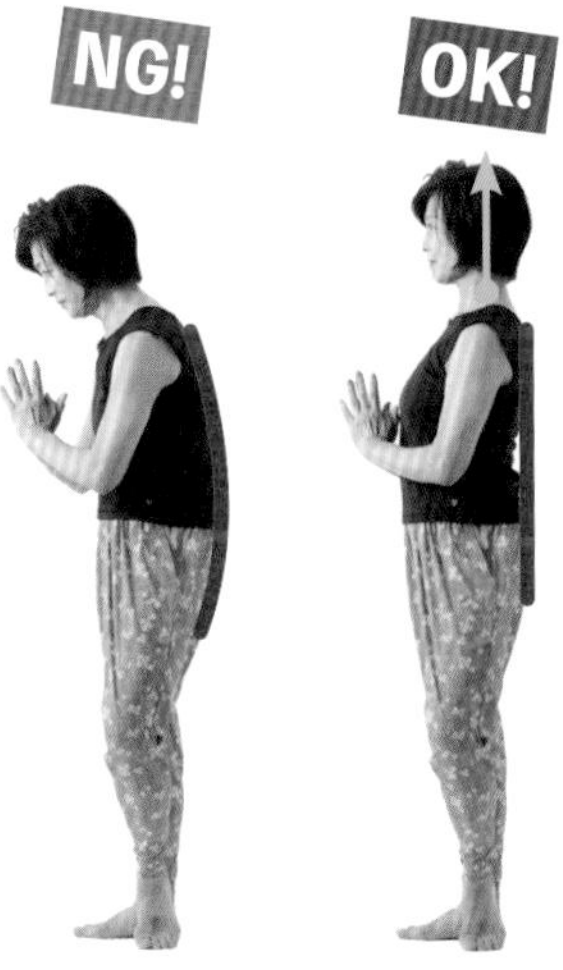

キャット&カウ

手の支え・背骨の柔軟

伸びトレ ヒップサークル（P85）、壁プッシュ（P84）

呼吸とともに動く波のような背骨

四つばいで背骨を丸めて伸ばすポーズです。猫（キャット）のように、しなやかに大きく背骨を動かしましょう。

牛（カウ）のような**四つばいは背骨を動かすのに最適**で、腰痛がある方にもおすすめです。

背骨、肩甲骨、股関節《こかんせつ》を同時に動かすことができるので、体の奥から全身を一気にほぐすことができます。**左右の肩甲骨の間の背骨から腕を伸ばすイメージ**で床を押すことがポイントです。ぜひ、毎日の習慣にしてみてください。

1

四つばいになり、肩の下に手首を、腰の下にひざを置く。息を吐いて**両手で床を押しだし**、へそを見る。

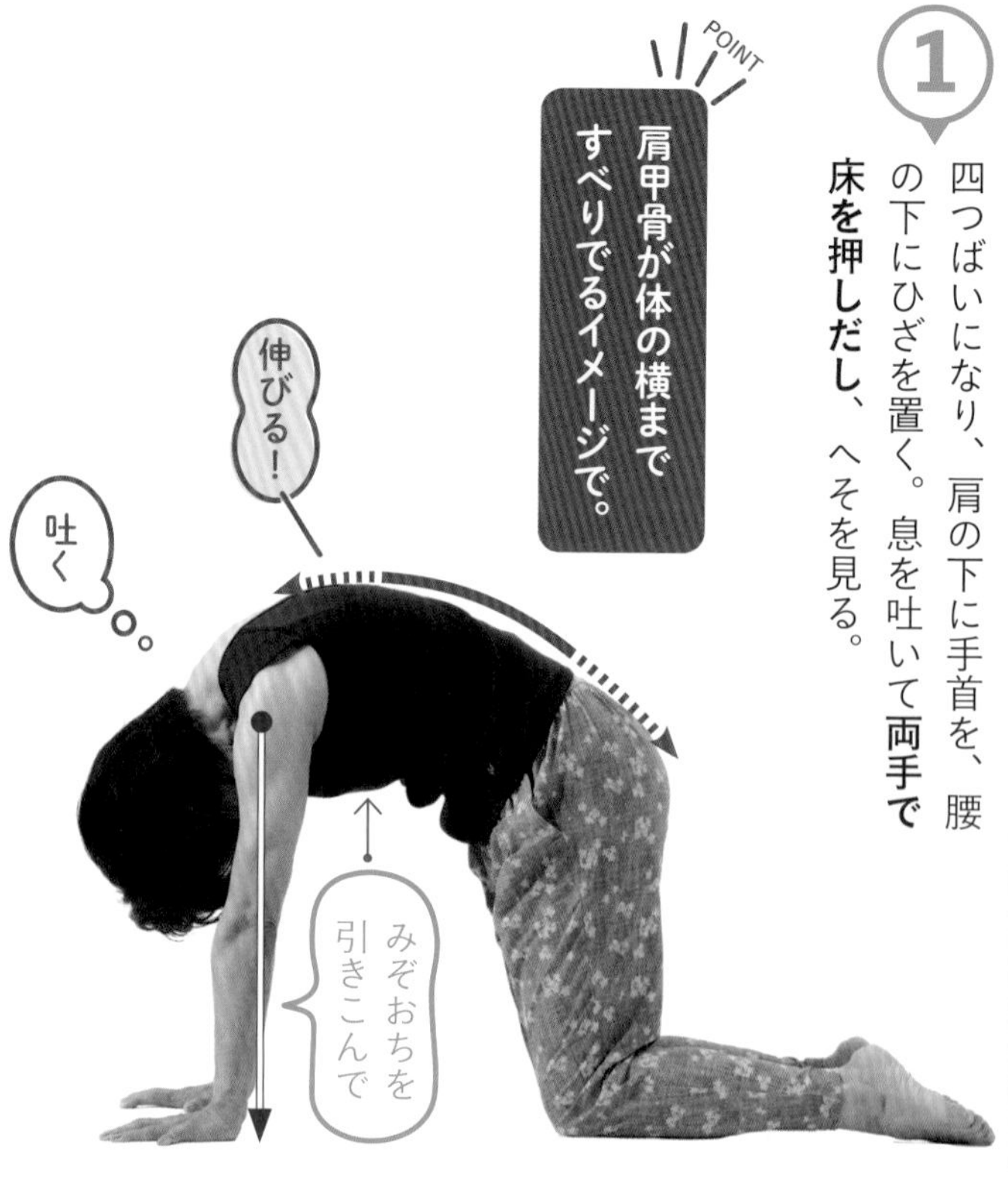
POINT
肩甲骨が体の横まですべりでるイメージで。
伸びる！
吐く
みぞおちを引きこんで

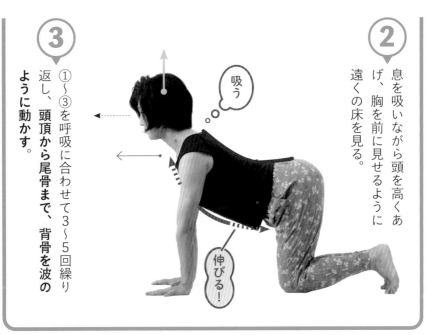

2

息を吸いながら頭を高くあげ、胸を前に見せるように遠くの床を見る。

3

①〜③を呼吸に合わせて3〜5回繰り返し、**頭頂から尾骨まで、背骨を波のように動かす**。

POINT

四つばいが難しい場合、イスや机に手をつき、足を腰幅に開いて行う。

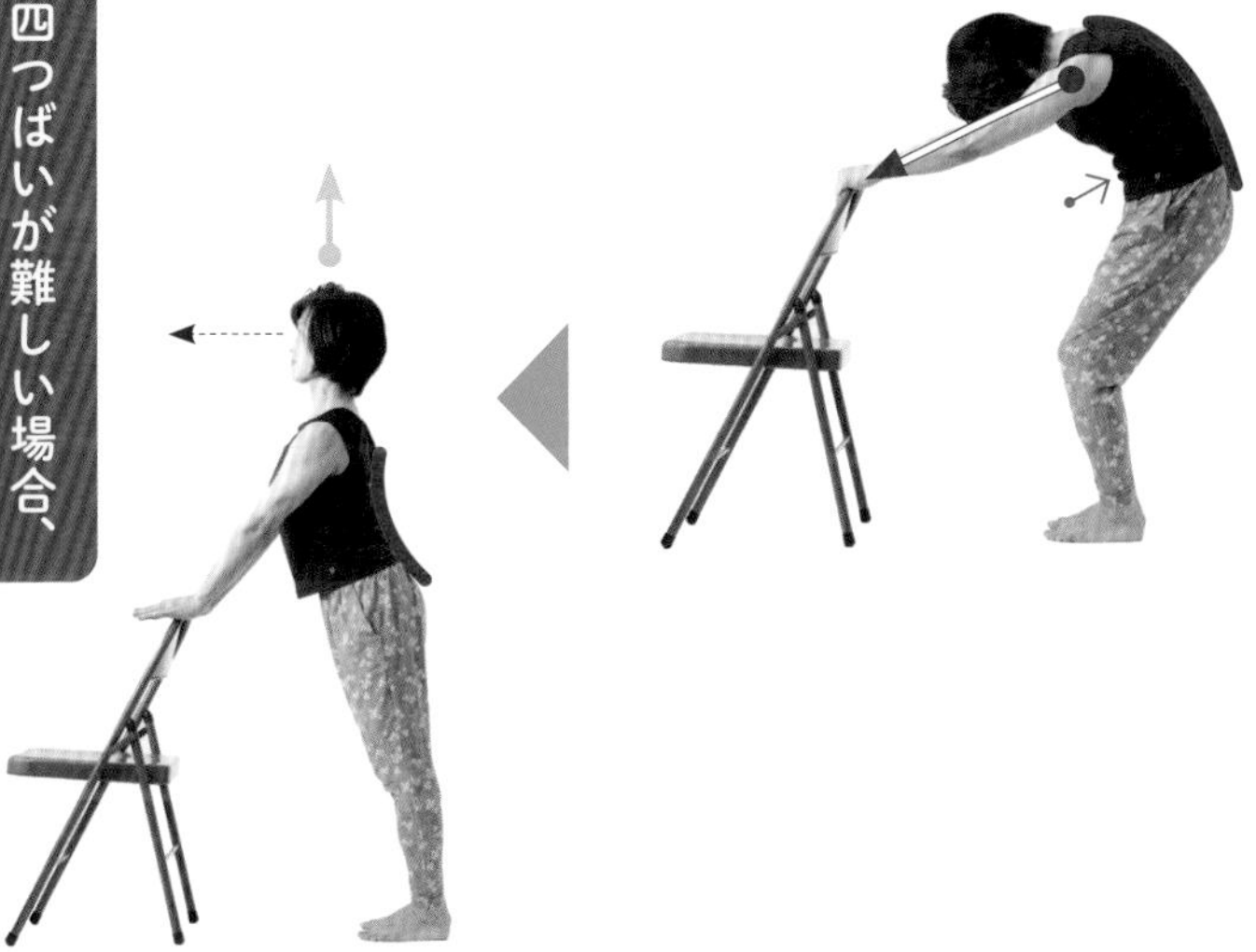

ダウンドッグ

手の支え・逆転

伸びトレ　腰ストレッチ（P88）、雑巾がけ（P78）

両手で押しだし、体を伸ばす体幹力

一般的に、もも裏のストレッチと思われることが多いポーズですが、両腕で床を押しだす動きはお腹や足のつけ根など体の前側の筋肉を使うため、もも裏のストレッチだけでなく**体幹も同時にきたえる**ことができます。

ふだんの暮しにはない**体を押しあげる**動きで、体を伸ばす力をつけましょう。

1

四つばいで頭を高くあげ、息を吸いながら胸を前に見せるように遠くの床を見る。

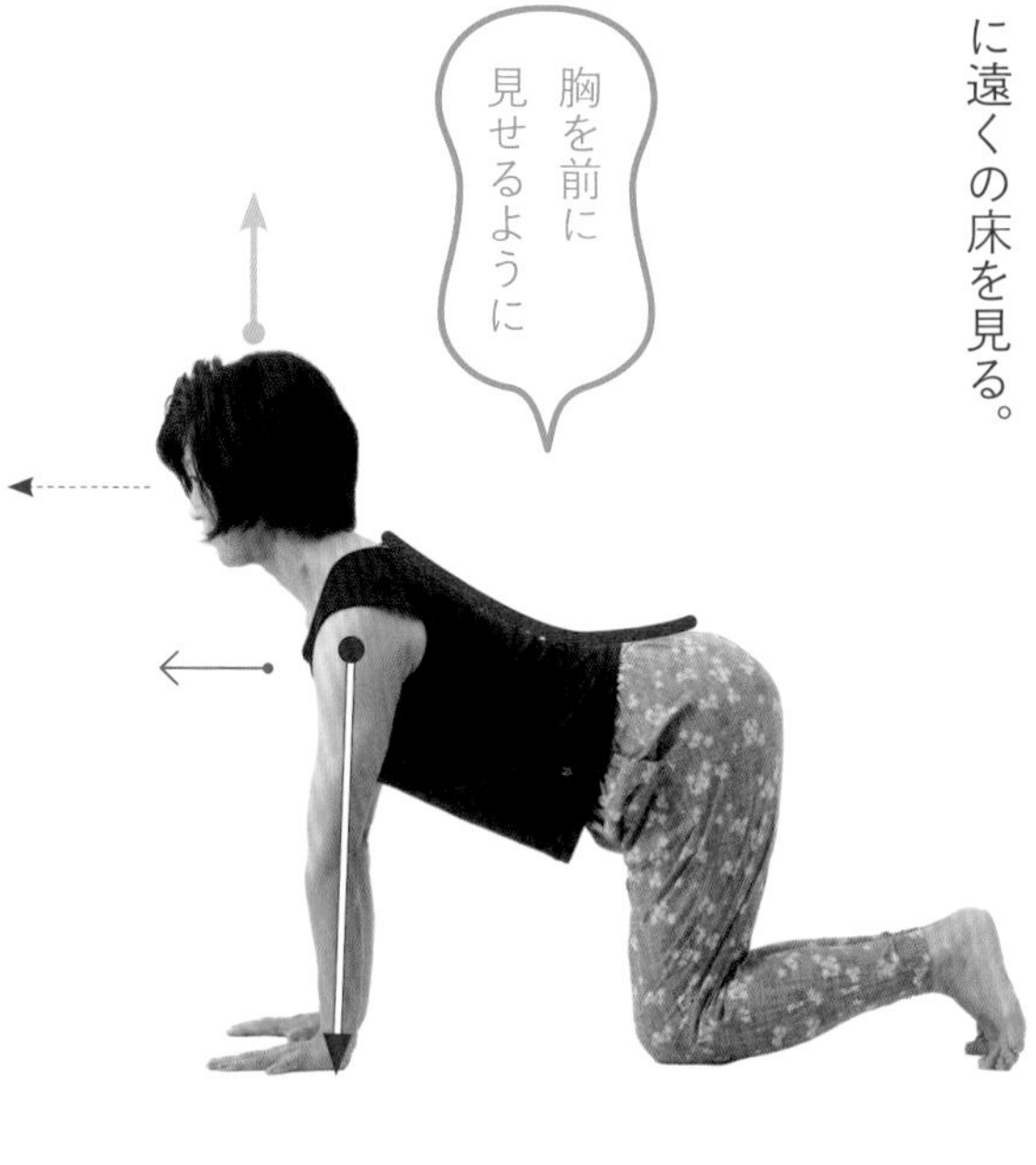

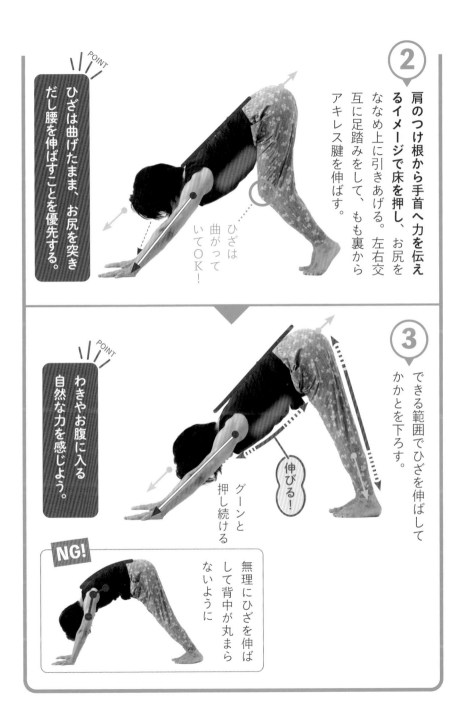

2

肩のつけ根から手首へ力を伝えるイメージで床を押し、お尻をななめ上に引きあげる。左右交互に足踏みをして、もも裏からアキレス腱を伸ばす。

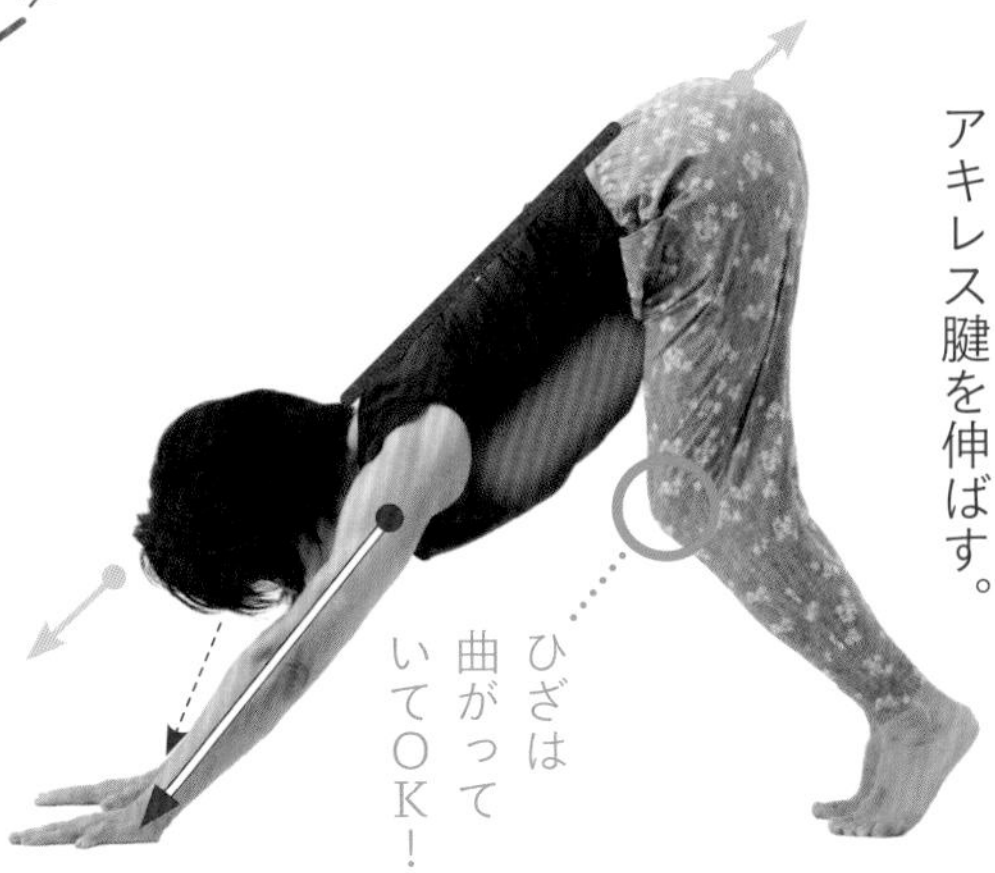
ひざは曲がっていてOK!

POINT

ひざは曲げたまま、お尻を突きだし腰を伸ばすことを優先する。

3

できる範囲でひざを伸ばしてかかとを下ろす。

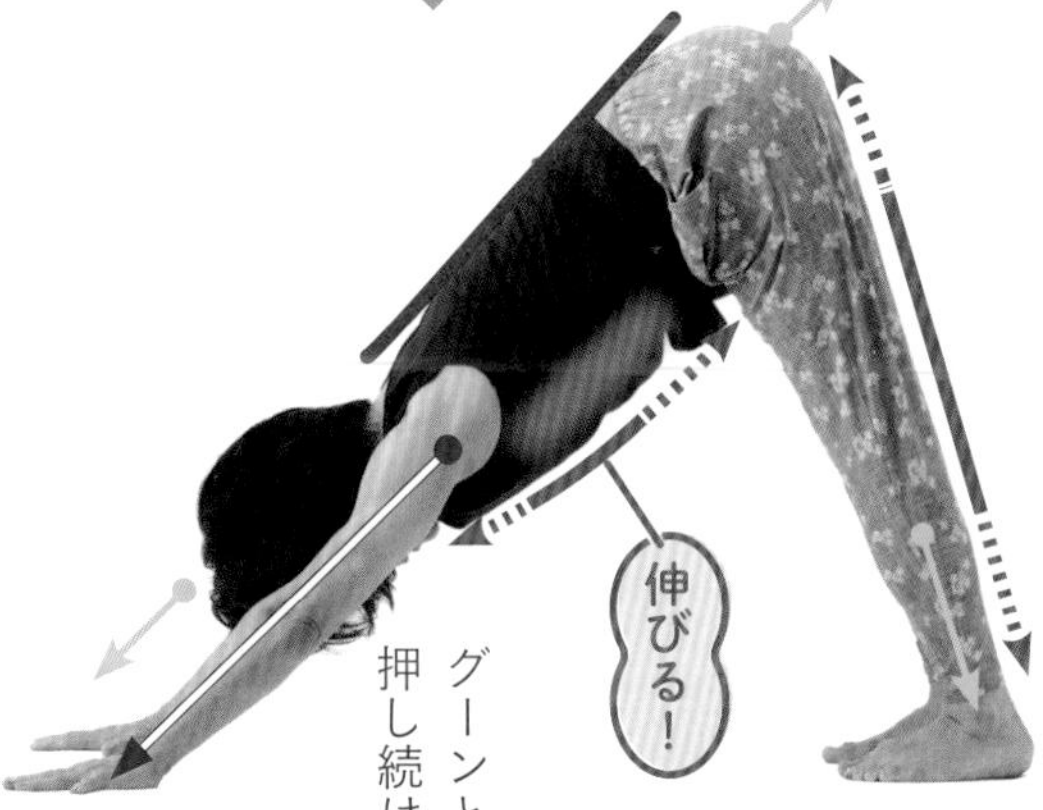
伸びる!
グーンと押し続ける

POINT

わきやお腹に入る自然な力を感じよう。

NG!

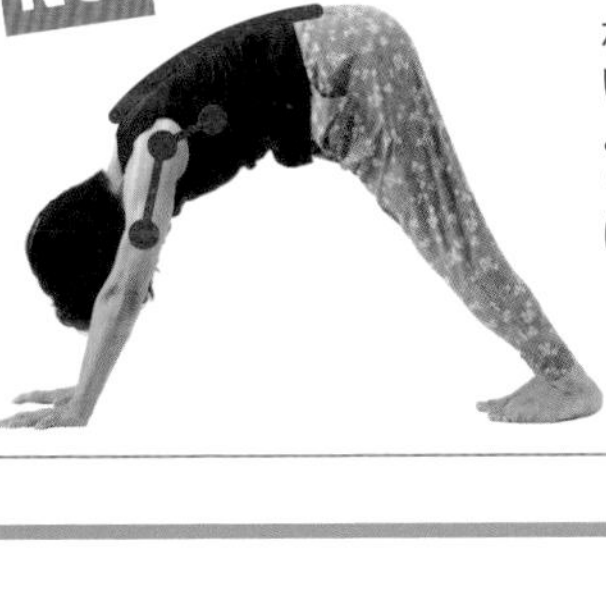

無理にひざを伸ばして背中が丸まらないように

コブラのポーズ

お腹の伸び・背筋

伸びトレ　座ってハンモック（P75）
のど元を持ちあげる（P76）

シャキッとした背中を作る

コブラがかま首をもたげるように、うつ伏せから体を起こして、背筋をきたえるポーズです。

胸まわりの柔軟性を引きだしながら、**肩甲骨まわりの背筋**をきたえることで、伸びた姿勢を保ちやすくなり肩こり、腰痛の改善につながります。

胸があがらない場合は、無理に上を見ようとして頭を持ちあげると首を痛めてしまいます。**肩を地面に押し下げる**ことを意識し、その力を借りて、**胸を持ちあげる感覚**をつかみましょう。

1 うつ伏せになり、足は内股にして両方の親指をつける。手は胸の横に置き、**ひじを真上**に向ける。

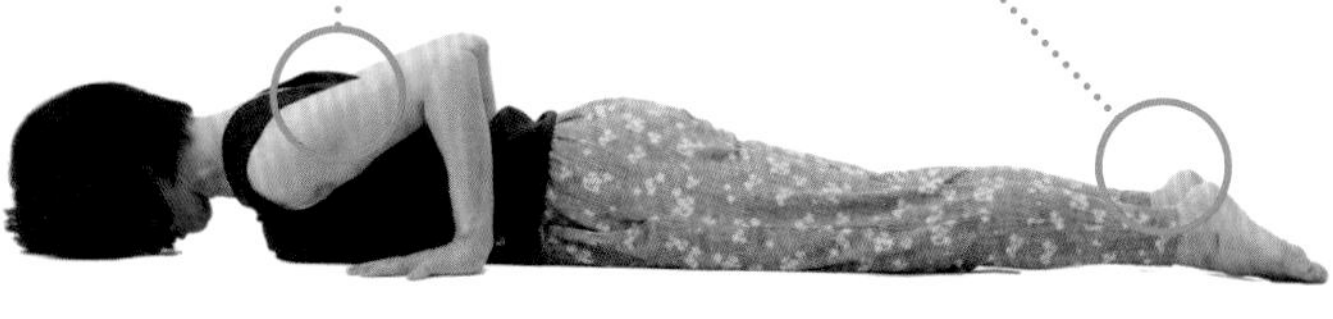

②
下を見たまま**ひじを床に向かって下げる**。肩が下がり、胸が持ちあがる。

③
胸が十分にあごに近づいたら、視線を前方に向けて頭を引きあげる。

④
胸に入る呼吸を感じて、30秒体勢をキープ。

首は長く

POINT

背中の力とお腹の伸びを感じて。

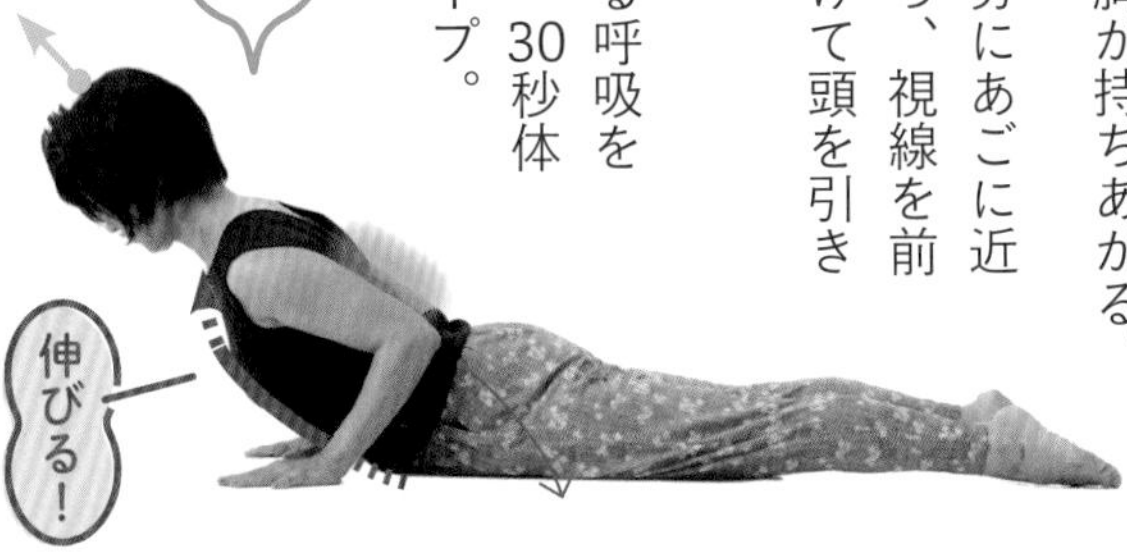
伸びる！

NG!

頭だけを無理にあげないように

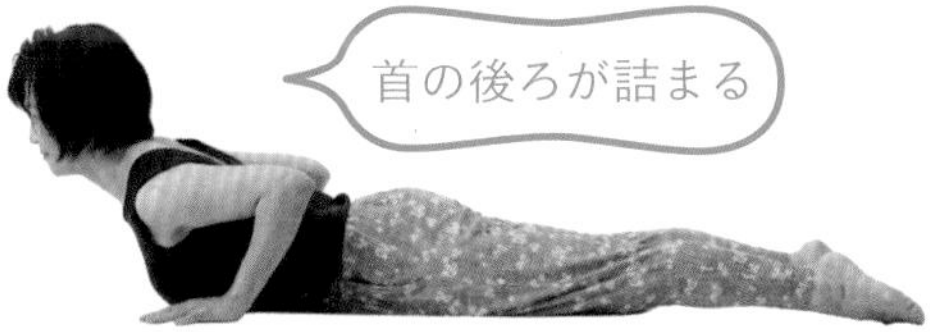
首の後ろが詰まる

POINT

体勢がきついときは、床にひじをつけて実施する。うつ伏せで両手を重ねて額を乗せ、前腕で床を押して頭を持ちあげよう。

のど元の位置をあごに近づけるイメージで

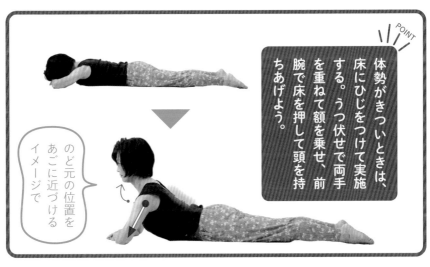

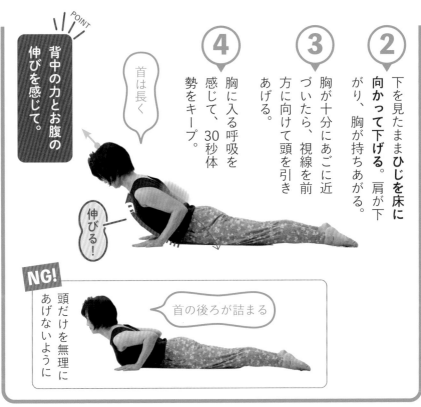

ワニのポーズ

リラックス・背骨の伸び

伸びトレ 仰向け胸伸ばし（P74）

大地に身をゆだねる安心感

うつ伏せになることで、**背中や腰の力を抜きやすく**なります。ふだんは重力につぶされている**胸**や**お腹**が**伸びる気持ちよさ**を感じましょう。

安定した大地に体をあずけて呼吸に集中することで、全身の脱力やリラックス、不眠の改善にもつながります。

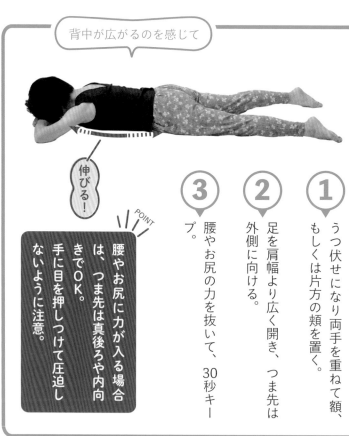

背中が広がるのを感じて

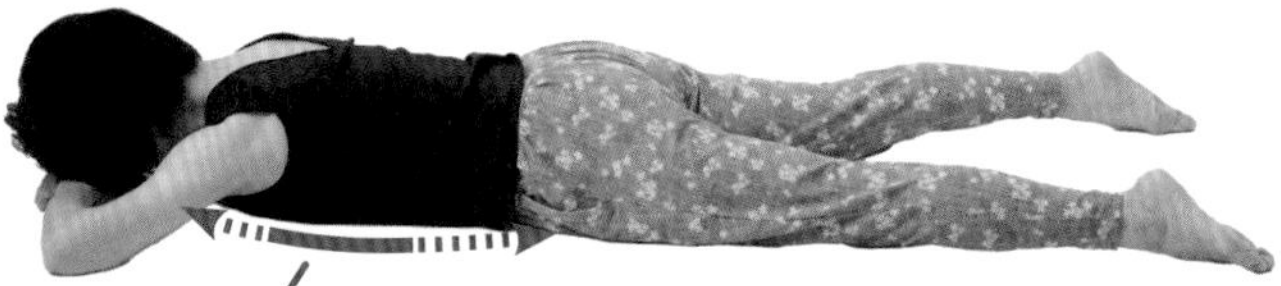

1. うつ伏せになり両手を重ねて額、もしくは片方の頬を置く。
2. 足を肩幅より広く開き、つま先は外側に向ける。
3. 腰やお尻の力を抜いて、30秒キープ。

POINT

腰やお尻に力が入る場合は、つま先は真後ろや内向きでOK。手に目を押しつけて圧迫しないように注意。

ねじったワニのポーズ

リラックス・ねじり

伸びトレ 片胸を開く（P83）、壁プッシュ（P84）

吐く息とともに力を手放す

仰向けでお腹をねじることが、重力につぶされて衰えた**内臓への刺激**となり、便秘や胃もたれの改善が期待できます。

さらに**胸から腰まわりの筋肉がほぐれる**ことで、肩こり・腰痛の緩和、リラックスや不眠の改善にもつながります。

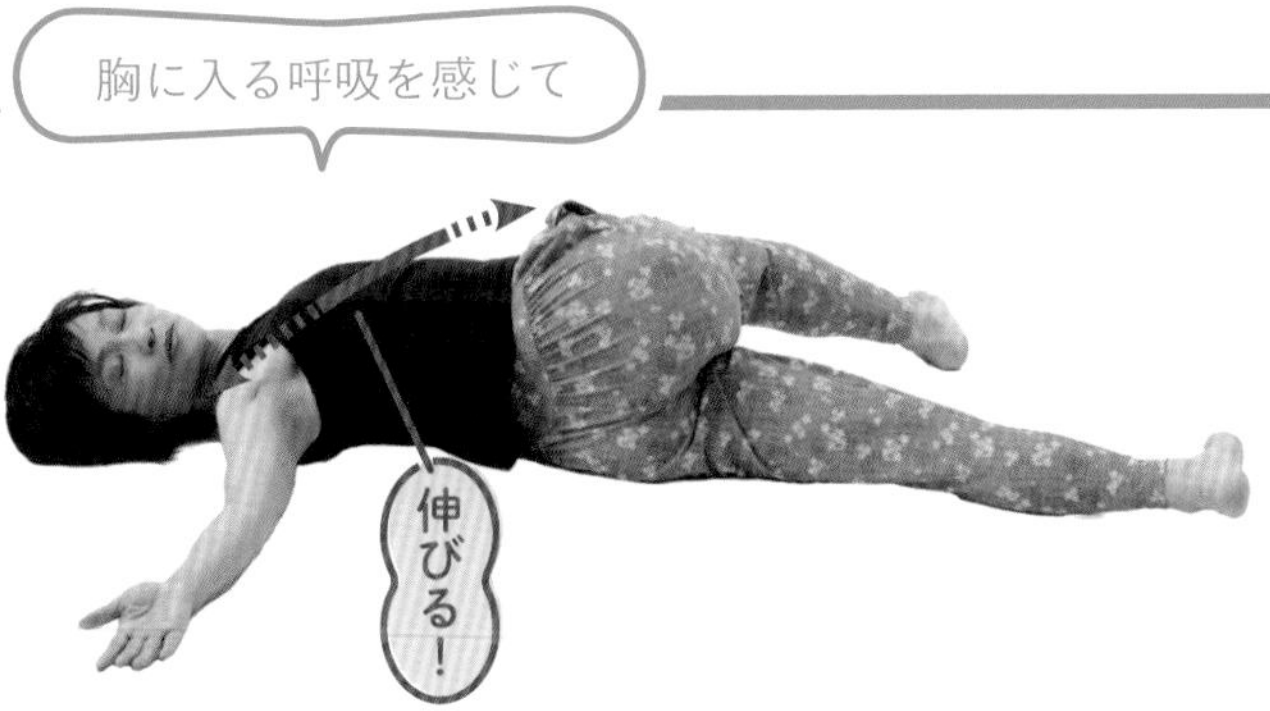

1. 仰向けで両手を横に伸ばし、片ひざを立てる。
2. 立てたひざを反対側にたおし、たおした足と反対に顔を向ける。
3. 息を吐いて力を抜き、胸が広がるのを感じる。
4. 左右それぞれ30秒キープ。

POINT

吐く息とともに肩甲骨が床に落ちていくイメージで。

橋のポーズ

お尻と背筋・逆転

伸びトレ もも前ストレッチ（P86）、のど元を持ちあげる（P76）

お尻をきたえて体の前面を伸ばす

仰向けでお尻を持ちあげ、もも裏やお尻をきたえるポーズです。

歳とともに衰えやすい**内もも・お腹・お尻を同時にきたえる**ことができます。

内ももがはたらくと、尿もれの原因となる**骨盤の筋肉**のゆるみが改善されます。

息を吐くタイミングで、**下腹を引きあげるイメージ**も持ちながら行ってみましょう。

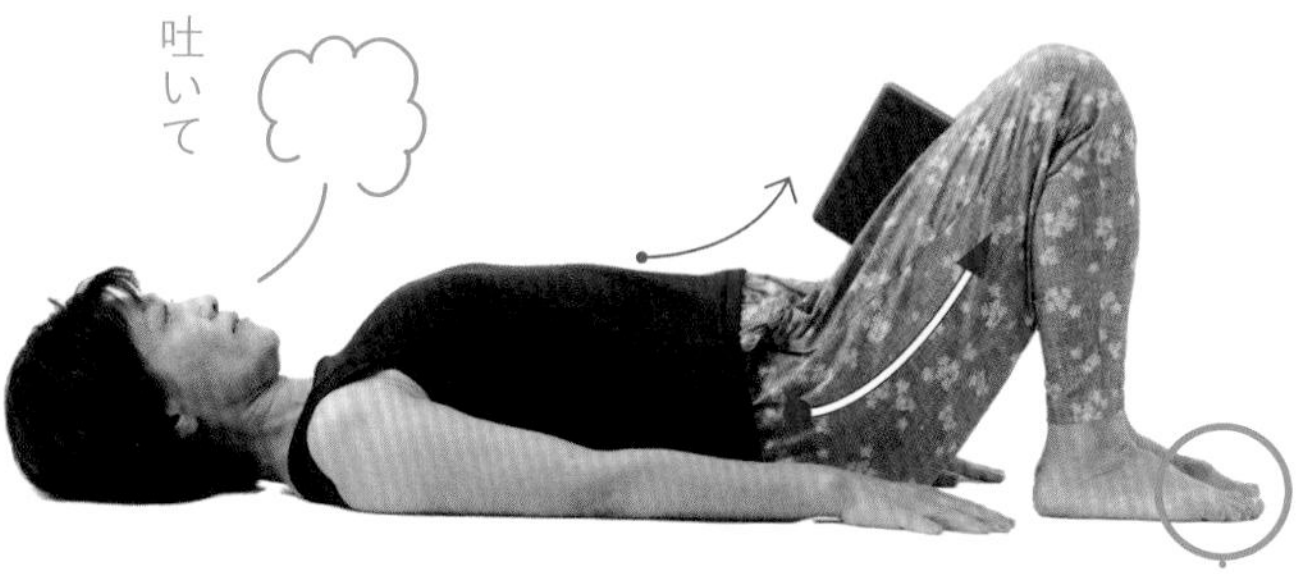

1. 仰向けで両ひざを立て、ひざの間にクッションなどを挟む。
2. 息を吐いてへそを体の内側へ引き込み、腰を地面につける。
3. クッションを落とさないように意識しながら、**ひざを遠くに伸ばす**ようにしてお尻を持ちあげる。このとき、お尻から背中に向かって順に地面から離していくのがポイントです。

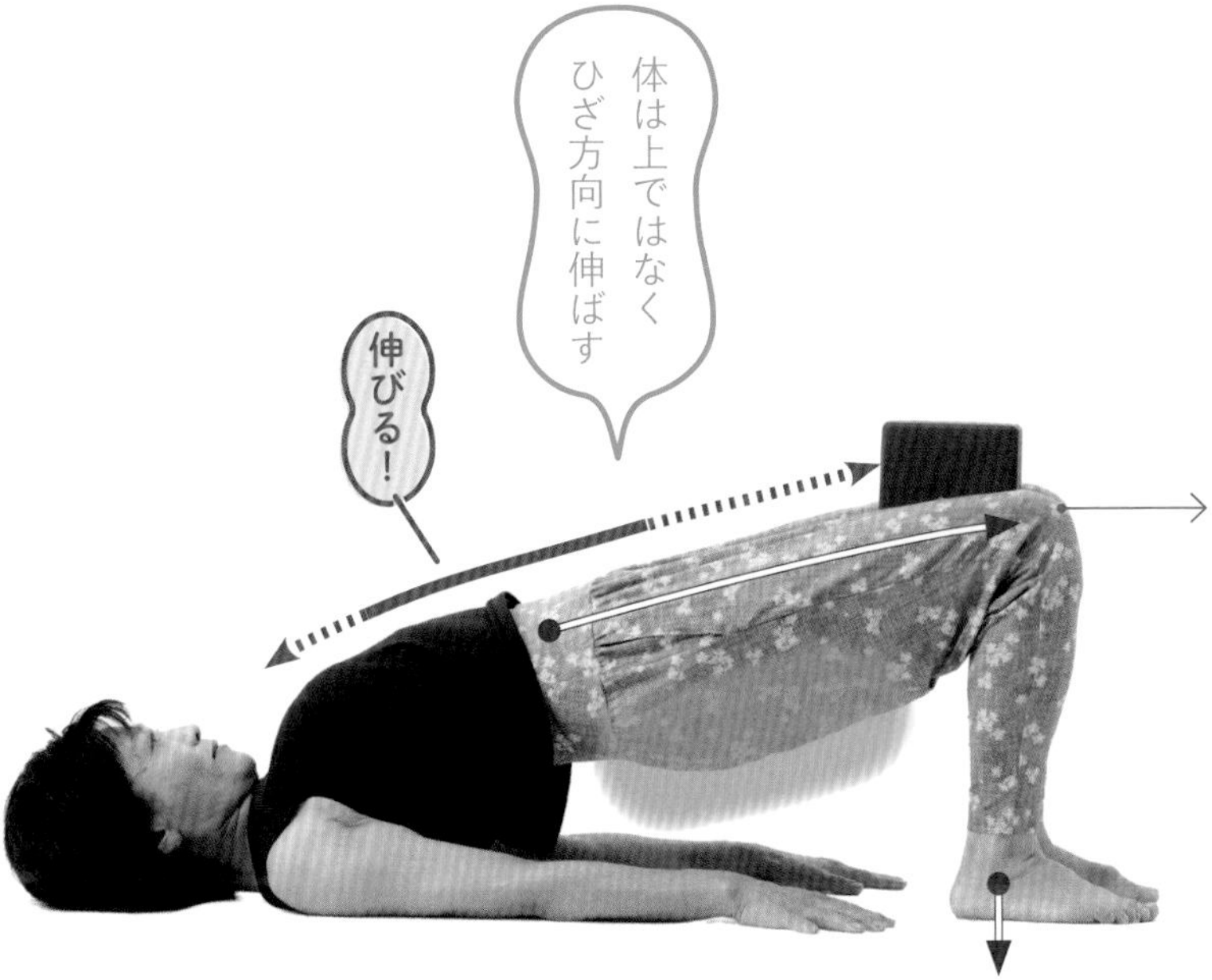

4 腕全体で床を押す。胸が開いて持ちあがるのを感じよう。

5 **胸に入る呼吸を意識して**、ゆっくり3~5呼吸体勢をキープする。

6 最後はゆっくり息を吐きながら、背中からお尻の順に床に下ろしていく。

POINT

終わった後、腰に力が入ってしまっていたら（腰がひきつるようなら）仰向けのまま曲げた両ひざを抱えて、腰を伸ばそう。

片足のガス抜きのポーズ

リラックス・股関節の伸び

伸びトレ もも前ストレッチ（P86）

壁を強くけり、足のつけ根を心地よく伸ばす

仰向けになり、片足を抱えて足のつけ根を伸ばすポーズです。

重力に負けて、猫背や腰が丸まった姿勢を続けていると、足のつけ根が硬くなり、**すり足やつまづき**の原因にもなります。

全身を床にあずけることで、気持ちよく**足のつけ根の伸び**を感じましょう。

足のつけ根とひざ裏の伸びを感じて

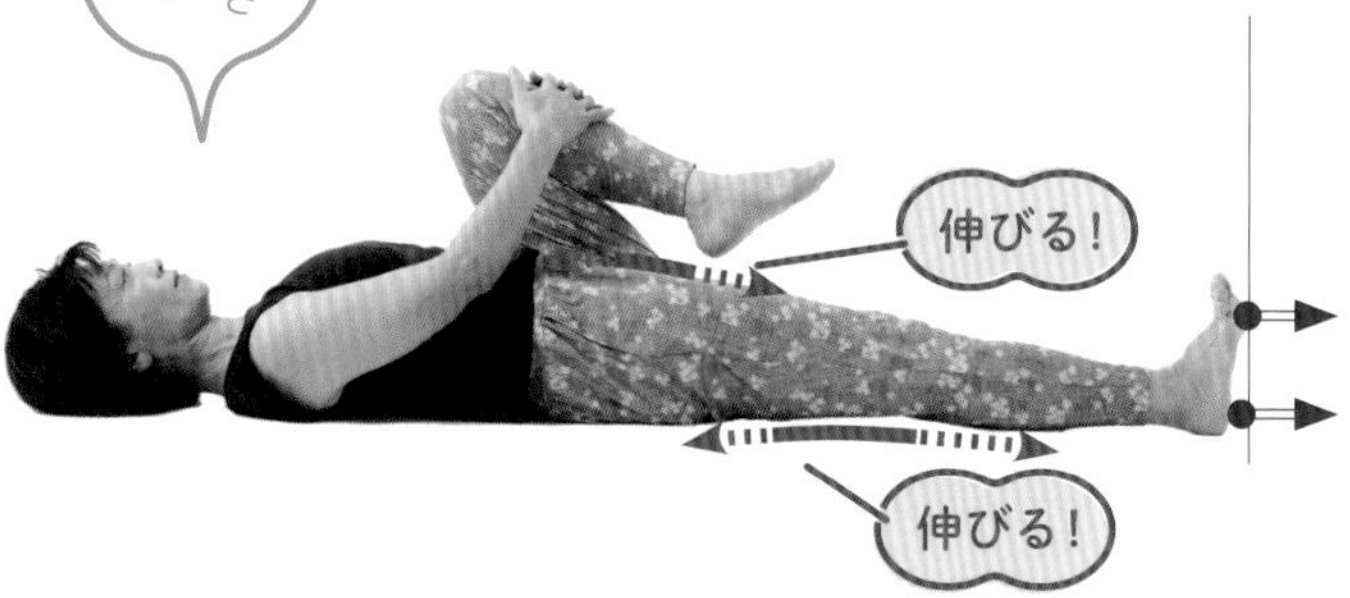

1 仰向けになり、足の裏を壁につける。

2 片脚を両手で抱え込み、お腹に引きつける。

3 伸ばした足のかかとと親指のつけ根で壁をけり押す。

4 3~5呼吸体勢をキープする。その後反対も行う。

POINT

足は外に開かないように、腰からまっすぐ一直線に伸ばしそう。

しかばねのポーズ

リラックス

伸びトレ　仰向け胸伸ばし（P74）

感謝とともに、力と執着を手放す

しかばねのように、仰向けで大の字になり、全身の力を抜いていきます。ここでは今までのポーズのように、何かを意識する必要はありません。

借りていた体を大地にお返しするようなイメージで、**感謝の気持ちをもって**息を吐くとともに体の力を抜いていきます。体の力と一緒に、余計な執着や考えごともすべて手離してみましょう。

終わった後の、**生まれ変わったように心と体が軽くなる**のを感じましょう。

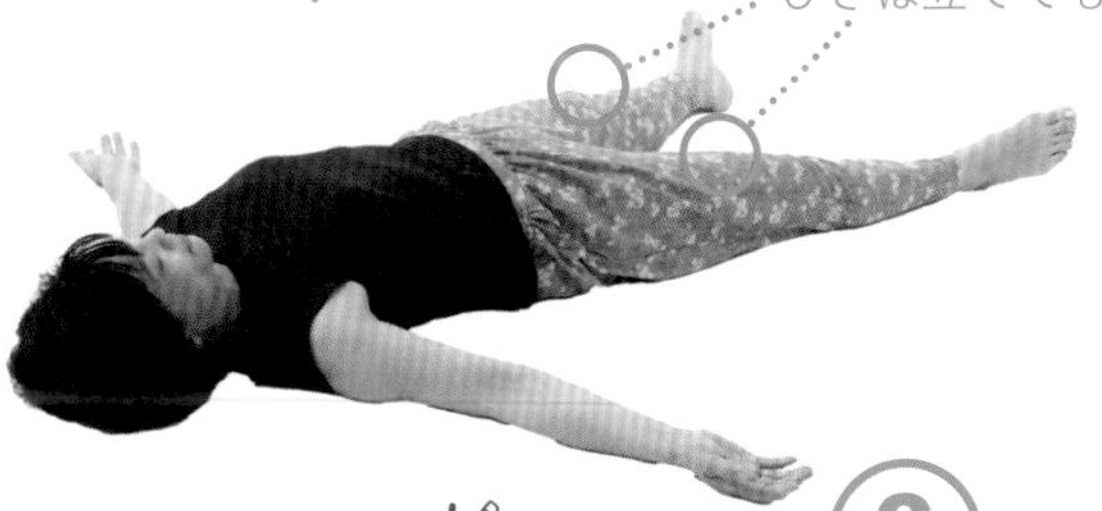

1 仰向けで大の字になる。目を閉じて2〜3分ほど、ゆったりと呼吸を繰り返す。

2 アーサナから抜けるときは急に起きあがらず、ひざを立てて横向きになり、両手で地面を押してゆっくり体を起こしましょう。

POINT

・意識的に顔の力を抜くと全身の力が一緒に抜けていく。
・手足の指先や、胸、太ももに力が入りやすい。丁寧に順番に意識を向けて力を抜こう。

④ 呼吸法

私たちの体は、自律神経によって無意識のうちに常にコントロールされています。たとえば、寝ているあいだに心臓が動いたり、息をしたりできるのはこのためです。しかし、呼吸は自律神経（無意識）と体性神経（意識）の二重支配を受けているため、**無意識でも意識的にも行うことができる唯一の機能**です。

今みなさんは無意識に呼吸をしていると思いますが、「深呼吸をして」「3秒止めて」など意識的にコントロールもできますね。呼吸は、吸っているときは交感神経が、吐いているときは副交感神経がはたらくため、吸う・吐くのバランスを意識的にコントロールする呼吸法によって、呼吸から自律神経に影響を与えることもできるのです。なんとなく体がだるい、眠れないといった症状や、肩こり、腰痛などの体の不調にヨガが効果的なのは、呼吸法の存在が大きいと言えるでしょう。

実際、緊張しているときに深呼吸をすると気持ちが落ち着くように、**呼吸と心も密接に関係**しています。呼吸法はいつでもどこでもできるので、寝る前や集中したいときなど、暮らしのなかに取り入れてみてください。数多くあるヨガの呼吸法の中から、その一部をご紹介します。

完全呼吸

リラックス・腹筋

まずは、胸とお腹全体を使う基本の呼吸をマスターしましょう。

体を広げるように大きく息を吸い、一滴残らず吐きだします。体中の空気を総入れ替えするようなイメージで行いましょう。

息を吸うことよりも、**吐ききること**を意識します。慣れてきたら、**吸ったときの倍の時間をかけて息を吐く**ようにしましょう。

POINT

体勢がきつい場合は、仰向けでひざを立てて行う。イスに座って行うのもおすすめ。

1 あぐらをかき、頭を引きあげ、お腹を伸ばす。片手をお腹、片手を胸に当てる。

2 目を閉じてゆっくりと鼻呼吸を繰り返す。

3 息を吸うとお腹と胸に空気が入り、息を吐くと胸から空気が抜ける。体のすみずみまで届く呼吸を感じよう。

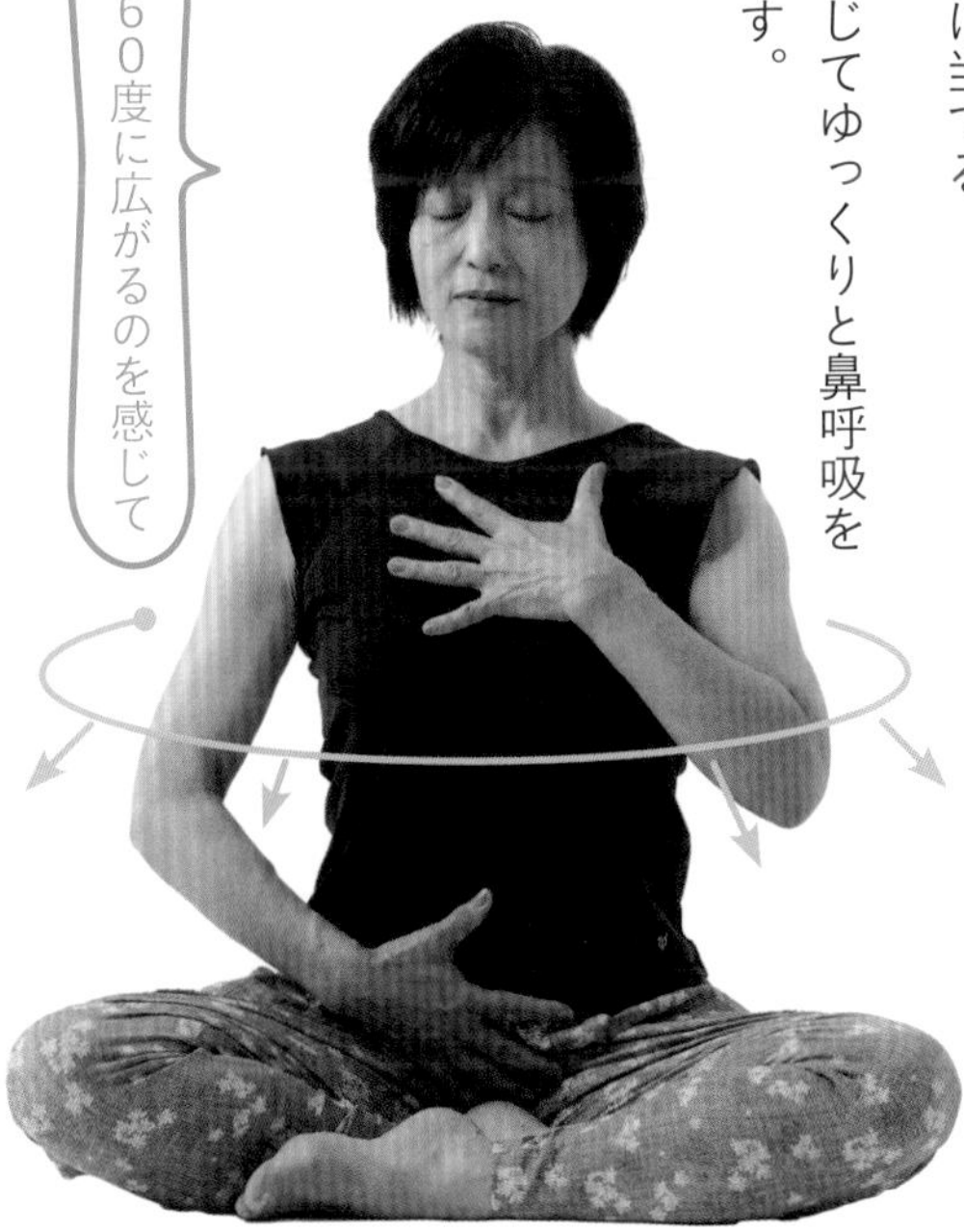

片鼻呼吸《ナーディショーダナ》

心の安定・頭がスッキリ

片鼻の穴を閉じて行う呼吸法です。片鼻で呼吸をすることで自然と深い呼吸になり、呼吸筋（呼吸にかかわる筋肉）もきたえられます。

右鼻呼吸は交感神経と左脳、左鼻呼吸は副交感神経と右脳が活発になることが分かっています。

左右の鼻のから均等に息を吸えるかは自律神経や**心の安定**に影響するため、頭がスッキリする、集中力が高まる、イライラが落ち着くなど気分を変えるのに即効性があります。一分程度で十分に変化を感じられるでしょう。

① 右手の人差し指と中指を折りまげる。

② 親指で右鼻を押してふさぎ、左の鼻から息を吸う。

③ 薬指で左の鼻をふさぎ、親指を離し右の鼻から息を出す。

④ そのまま右鼻から息を吸い、親指で右鼻をふさぎ、薬指を離して左鼻から息を出す。

⑤ ②～④を左右5回ずつ行う。

鼻を押さえる方の手

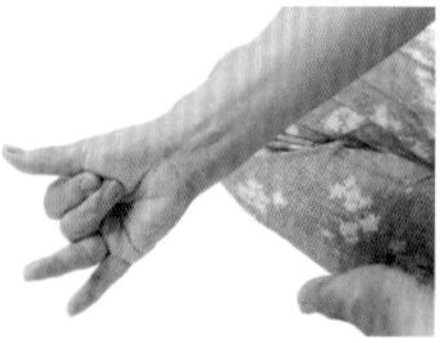

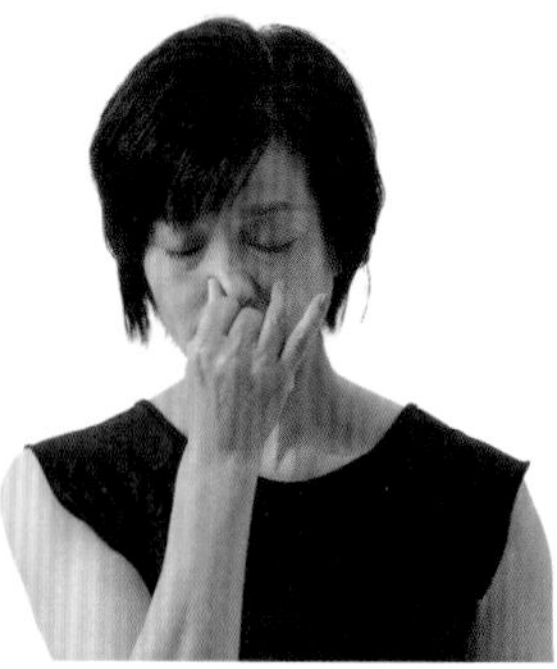

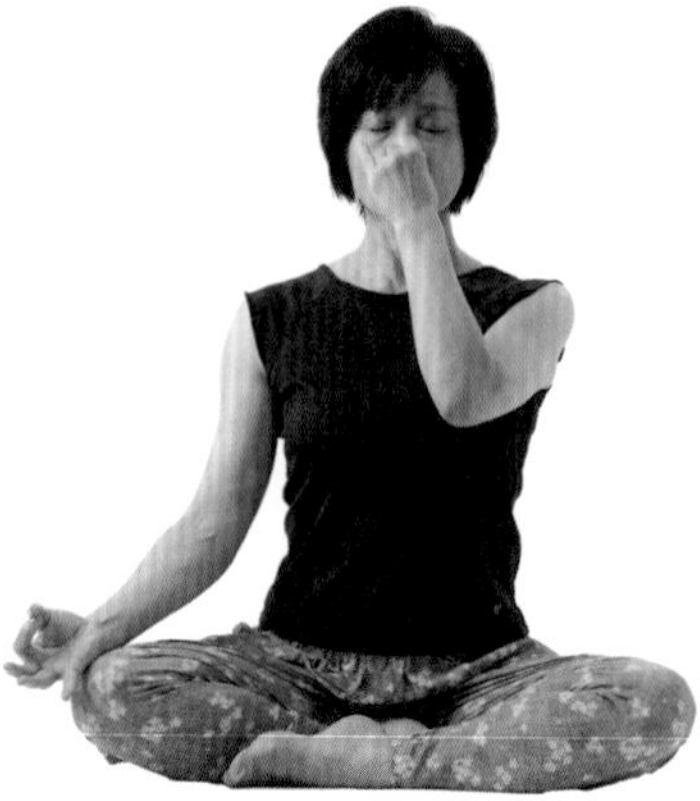

POINT

3秒かけて息を吸い、6秒かけて息をだす、というように、吸うときの倍の時間をかけて息をだそう。

ハチの呼吸法《ブラーマリー》

リラックス・頭がスッキリ

ハチの羽音のようにのどの奥を鳴らして、その**振動を頭蓋骨で感じる**呼吸法です。

寝る前や心を落ち着けたいときにもおすすめです。低い音から高い音まで、さまざまな音がでるのを楽しみましょう。

① 親指で耳を、残りの指で目をおおい、目を閉じる。

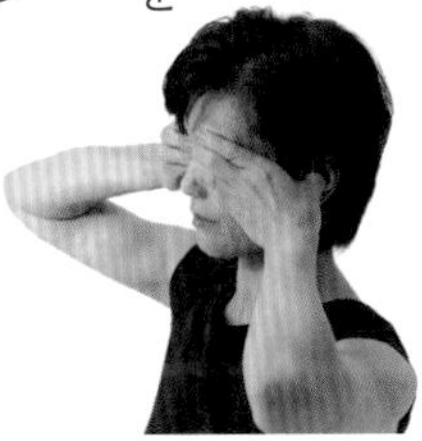

② 口を閉じた状態で、「ん〜」っとハミングするようにのどの奥を鳴らす。

③ ①〜②を5回行う。

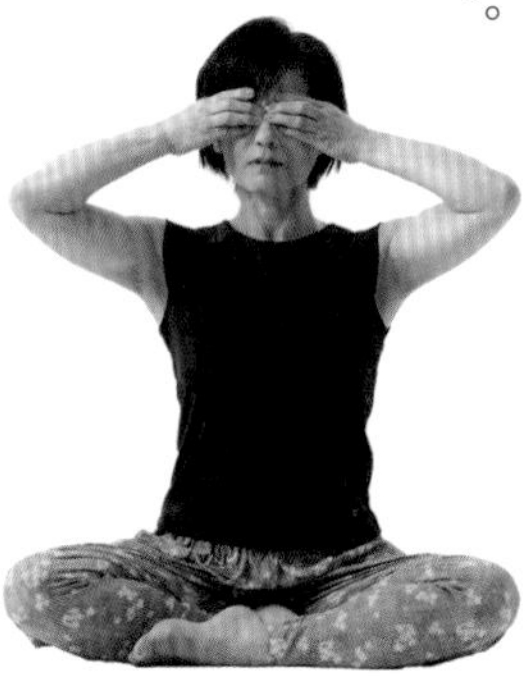

カパラバディ

頭がスッキリ・腹筋

「光る頭蓋骨」という意味の名をもつ呼吸法です。腹筋を使い鼻から勢いよく息を吐きだすことで、腹筋強化、血行促進につながります。

ただし高血圧の方、満腹時、生理中などは避けてください。

難易度の高い呼吸法なので、**基本の完全呼吸に十分慣れてから実施**しましょう。

① 楽な姿勢で座り、背筋を伸ばし下腹部に両手を当てる。

② 一度鼻から息を吸って、だす。

③ もう一度軽く吸い、勢いよく鼻から息をだす。

④ 1秒1回を目安に10回繰り返す。最後はゆっくり吐きだし、大きく息を吸う。

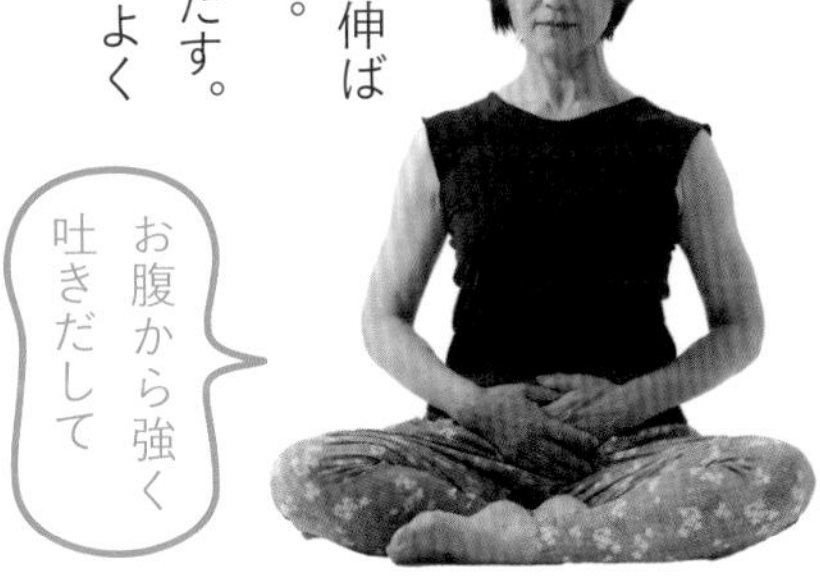

⑤ 瞑想法

アーサナで体を動かし、呼吸法で体の内側に集中できるようになると、頭も体もスッキリとクリアな状態になり、瞑想の練習に入ることができます。

集中力を高め、「頭で何も考えない」状態をキープできるのが理想ですが、最初は難しく考えないでおきましょう。頭に考えが浮かんできても無理に消そうとせずに、**それ以上考えごとにひっぱられない**ように心がけるだけで十分です。

「また何か考えてるな〜」と、ただ感じるだけでも、その繰り返しが瞑想の練習になります。

終わって目を開けたときの**心がリセット**された感覚や、穏やかさや安心感があることを感じましょう。

瞑想を通して「**今、ここ**」に集中することで、**生きていることへの感謝や喜び**を感じ、心**が内側から満たされ**、豊かになるのです。

瞑想は長さよりも質が大切です。数分であっても呼吸や対象物を見つめることに集中しましょう。

マインドフルネス瞑想

不眠改善・ストレス軽減

マインドフルネス瞑想は「**今、ここ**」を感じることを大切にする瞑想法です。**不眠改善**、**ストレス軽減**、**集中力・記憶力**の向上などに効果があります。

慣れるまでは数を数える、呼吸を感じる、鼓動を感じる、対象物を見つめるなど、何か一つのものに集中してください。頭に何か考えが浮かんでもそれ以上追いかけず、もう一度集中しなおして「今」に何度でも戻ってきましょう。

① 快適な姿勢で座り、目を閉じて呼吸を感じる。

② 2~3分からはじめ、慣れてきたら無理のない範囲で時間を伸ばしていきましょう。最後は、ゆっくり目を開けて、**大いなる存在への感謝とともに手を合わせて終了**します。

POINT
どっしりとした体、体の中心を通る背骨、頭の中の静寂を感じて。

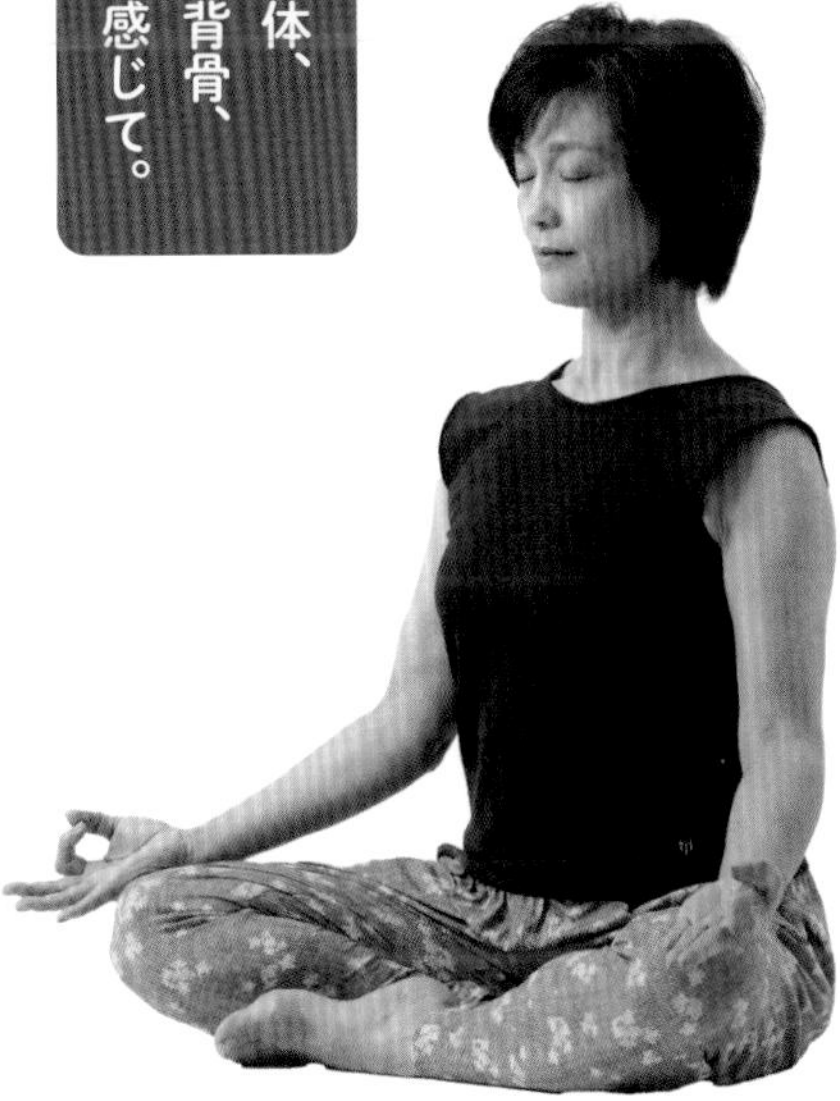

おわりに

「シニアヨガの本を出しませんか?」この本は、担当編集者の山下さんから届いた一通の手紙から始まりました。ヨガ×シニアという壮大なテーマをまとめあげる伴走をしていただいた山下さんには、感謝の念に堪えません。本書のモデルであり私にとって理想のシニアでもある、日本シニアヨガ協会代表理事の足立由喜子さん。理学療法、ヨガ、ピラティスの恩師であり、新人の頃から私を導いてくださっているタクトエイト代表の中村尚人さん。スピリチュアルケアの視点から、生と死について親しみやすい法話をしてくださる看護師で僧侶の妙憂さん。江戸川区ヨガ協会の会長として、ヨガと文化をつないでくださっている医師の市川先生。そんな多くの心強い先輩方の寄稿により、この本は支えられています。本当にありがとうございます。

「つなぐ」という意味のヨガは、どんなときでも心と体をつなぎ、私たちを原点に立ち返らせてくれる手段です。自分の内側のつながり、人とのつながりが取り戻された社会は、きっと優しく豊かなものになるでしょう。読者のみなさんも、ヨガをきっかけに長年ともにしてきた心身の新しい「気づき」や「伸びしろ」を楽しんで、年齢にとらわれることなく「自分らしく」進んでいっていただきたいと思います。最後までお読みいただき、ありがとうございました。

参考文献一覧

中島宏彰、今釜史郎、安藤圭、小林和克、大内田隼、金村徳相（2020）「頭蓋から足部までの全身アライメント―人種間の違いと成人脊柱変形手術における矯正目標」『臨床整形外科』55（3）。

Bauman A, Ainsworth BE, Sallis JF,Hagströmer M, Craig CL, Bull FC, Pratt M,Venugopal K, Chau J, Sjöström M; IPS Group. Thedescriptive epidemiology of sitting. A 20-countrycomparison using the International PhysicalActivity Questionnaire (IPAQ). Am J Prev Med. 2011Aug;41(2):228-35.

「ボディランゲージが人を作る」TED
https://www.ted.com/talks/amy_cuddy_your_body_language_may_shape_who_you_are?language=ja

「平均寿命と健康寿命」厚生労働省
https://www.e-healthnet.mhlw.go.jp/information/hale/h-01-002.html

「参考2 生涯医療費（令和2年度）」厚生労働省
https://www.mhlw.go.jp/content/shougai_r02.pdf

「今後の高齢化の進展～2025年の超高齢社会像～」厚生労働省
https://www.mhlw.go.jp/shingi/2006/09/dl/s0927-8e.pdf

「健康の定義」公益財団法人日本WHO協会
https://japan-who.or.jp/about/who-what/identification-health/

荒井秀典（2014）「フレイルの意義」『日本老年医学雑誌』51

Holt-Lunstad J, Smith TB, Layton JB. Social relationships and mortality risk: A meta-analytic review. PLoS Medicine 2010; 7(7): e1000316.

Associations of loneliness with risk of Alzheimer's disease dementia in the Framingham Heart Study,et al.Alzheimers Dement. 2021 Oct;17(10):1619-1627.

西智弘編著（2020年）『社会的処方 孤立という病を地域のつながりで治す方法』学芸出版社。

アンデシュ・ハンセン著（2022年）『運動脳 BRAIN』サンマーク出版。

「令和4年版高齢社会白書（全体版）」内閣府
https://www8.cao.go.jp/kourei/whitepaper/w-2022/html/zenbun/s1_2_2.html

Gothe, N. P., Khan, I., Hayes, J., Erlenbach, E., & Damoiseaux, J. S. (2019). Yoga effects on brain health: a systematic review of the current literature. Brain Plasticity, 5(1), 105-122.

Gothe, N. P., McAuley, E., & Yoga, A. (2015). Yoga and cognition: A meta-analysis of chronic and acute effects. Psychosomatic medicine, 77(7), 784-797.

「認知症施策の総合的な推進について（参考資料）」厚生労働省
https://www.mhlw.go.jp/content/12300000/000519620.pdf

「運動による認知症予防へ向けた取り組み」国立長寿医療研究センター
https://www.ncgg.go.jp/ncgg-overview/pamphlet/documents/ninchi_undo_pamph.pdf

Comparative efficacy of various exercise interventions on cognitive function in patients with mild cognitive impairment or dementia: A systematic review and network meta-analysis. Huang X, et al. J Sport Health Sci. 2021 May 16.

Zhang Y.et al.: The Effects of Mind-Body Exercise on Congnitive Performance in Elderly: A Systematic Review and Meta-Analysis. Int J Environ Res Public Health 2018; 15(12):2791

Oken et al.:RANDOMIZED, CONTROLLED, SIX-MONTH TRIAL OF YOGA IN HEALTHY SENIORS EFFECTS ON COGNITION AND QUALITY OF LIFE. Altern Ther Health Med 2006; 12(1):40-47

Kanamori S, Kai Y, Aida J, Kondo K, Kawachi I, Hirai H, et al. 2014. Social participation and the prevention of functional disability in older Japanese: the JAGES cohort study. PLoS ONE 9: e99638.

Kanamori S, Kai Y, Kondo K, Hirai H, Ichida Y, Suzuki K and Kawachi I. 2012. Participation in sports organizations and the prevention of functional disability in older Japanese: the AGES cohort study. PLoS One 7: e51061.

※WEBサイトの情報は2024年1月現在のものです。

藤田日菜子（ふじた・ひなこ）

理学療法士、ヨガ・ピラティスインストラクター、予防運動アドバイザー、江戸川区ヨガ協会理事、NPO法人日本シニアヨガ協会講師。

10年以上理学療法士として病院に勤務。病気を予防するためには、病院の外で個人と社会に働きかける必要があると感じ、現在はフリーのヨガ・ピラティス講師として、乳幼児から産前産後、シニアまで幅広い世代のヘルスケアに関わる傍ら、まちづくりを通して地域共生の実現に向けた活動をしている。

医学的視点を持った運動指導者の育成にも力を入れ、シニアヨガ・ヨガインストラクター養成講座では理学療法士としての視点を活かし機能解剖学を担当。「解剖運動学に基づく、安全で快適な体の使い方」をモットーに、根拠と自信を持った運動指導をサポートしている。

理《り》学《がく》療《りょう》法《ほう》士《し》が教《おし》える
伸《の》びるだけ！シニアヨガ

2024年3月10日　第1版第1刷　発行
2024年9月10日　第1版第2刷　発行

著者　藤田日菜子
発行者　矢部敬一
発行所　株式会社 創元社
https://www.sogensha.co.jp/
本　社　〒541-0047 大阪市中央区淡路町4-3-6
Tel.06-6231-9010　Fax.06-6233-3111
東京支店　〒101-0051 東京都千代田区神田神保町1-2田辺ビル
Tel.03-6811-0662

デザイン　北尾崇（HON DESIGN）
撮影　Yasuchin
モデル　足立由喜子（日本シニアヨガ協会代表理事）
衣装協力　Thetis Yoga Dress（テティスヨガドレス）
印刷所　TOPPANクロレ株式会社

ISBN978-4-422-75305-8 C0075